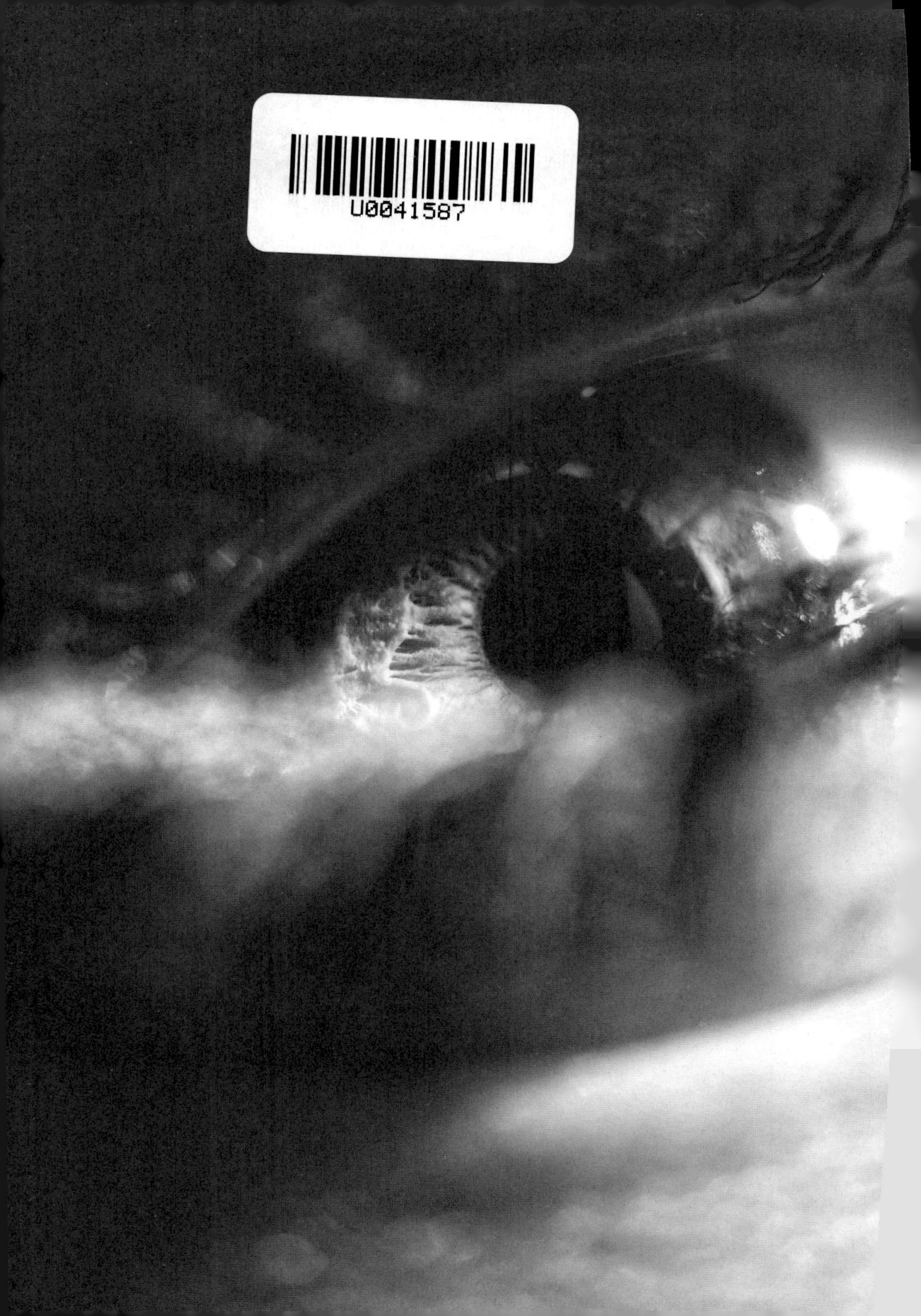

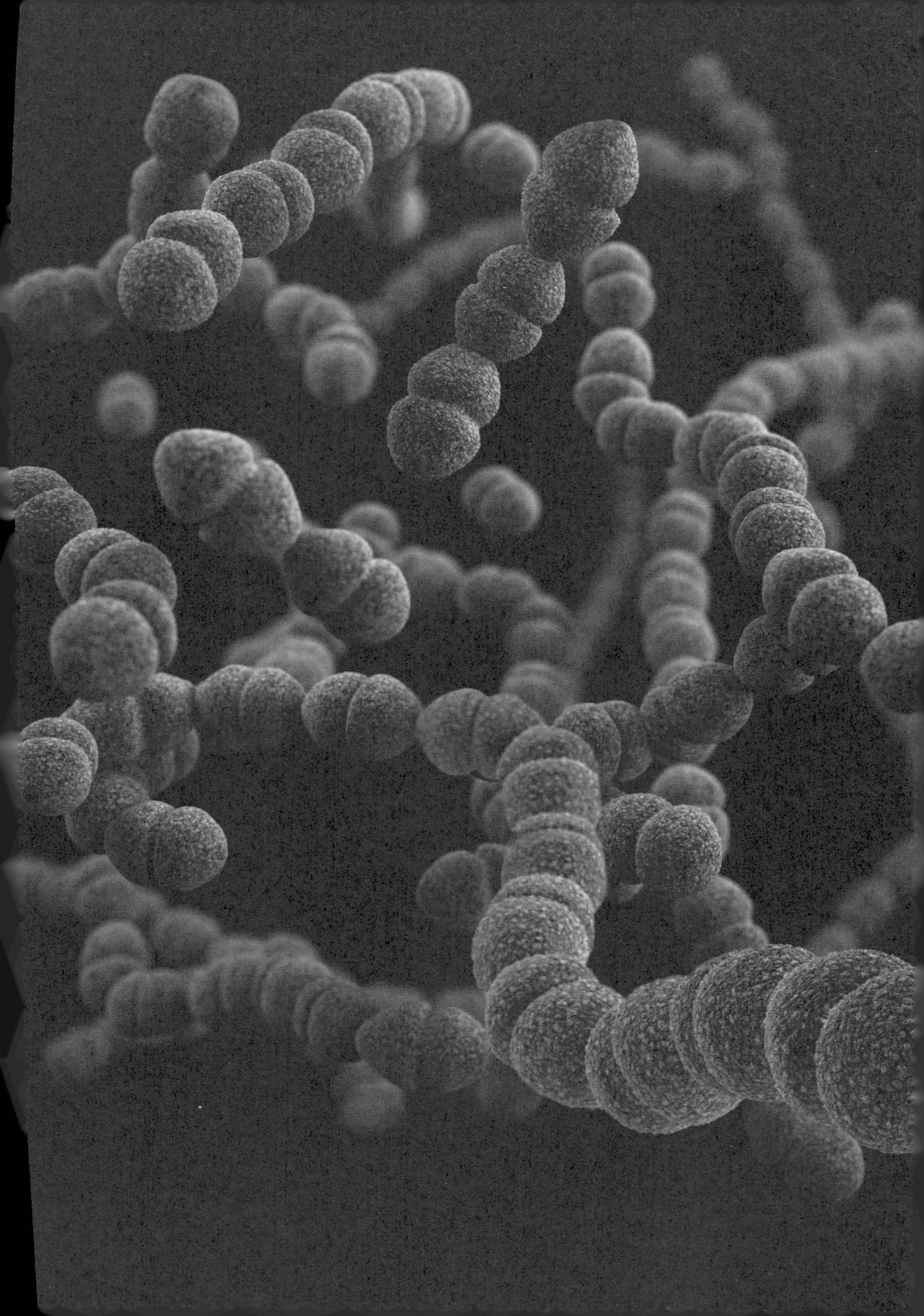

DIAGNOSIS：

Solving the Most Baffling Medical Mysteries

Lisa Sanders, M.D.

醫生
我到底怎麼了？

解謎*54*則匪夷所思的怪症病例，揭開病理邏輯與醫學盲點

{ 作者: 麗莎・山德斯醫生（Lisa Sanders, M.D.）　翻譯: 張雅億　審定: 整合醫學科醫師姜冠宇 }

獻給那些在我的辦公室、我的專欄以及這本書中，與我分享自身經歷的病人。

目錄

推薦文

「山德斯醫生這本書帶出的重點：即使醫學再怎進步，有時候最好的診斷方式就是透過聆聽及觀察身體的變化。」

——法醫人類學家　李衍蒨

「精湛鑑別診斷的過程，窺見醫學的思考，每一步判定都有它的意義與專業素養，看完本書未必會更了解疾病，但是你會更了解你的醫生。」

——整合醫學科醫師／台灣世衛外交協會　理事長　姜冠宇

「隨著科技的進步，醫療領域越來越專業化，民眾對於醫療知識也會產生深奧未知的感覺。相對於專業醫療人員，患者或家屬對於疾病認知與醫療處置存在差距，而在醫病溝通的現場，可能衍生醫療糾紛。為嘉惠國人對疾病認知，並促進醫病和諧與雙贏，姜冠宇醫師努力審譯本書，在全人醫療的概念下，藉由實際的病例場景，進行邏輯分析，讓一般大眾以及有志從事醫療行業者，也能深入其境，認識及瞭解可能存在的醫學盲點，書中對疾病精湛的思考及診斷，可帶領讀者更深一層瞭解醫學的現況，值得推薦。」

——台灣醫院整合醫學醫學會秘書長／台大醫院內科教授暨整合醫學科主任 **盛望徽**

「鄭重推薦由張雅憶翻譯的《醫生我到底怎麼了？》。這本新書原作者是耶魯大學畢業的醫師，其創作除十分暢銷外，亦是電影傑作House醫師之顧問醫師。如在腹痛引起嘔吐造成之低血鈉症，其對荷爾蒙與低血鈉之關係，代表其知識之活用與了解。」

——台大醫學院內科名譽教授 **張天鈞**

前言

解開謎團

對這名年屆五十的女子來說，醫生辦公室的燈光幾乎過於刺眼，但她仍勉強自己睜開雙眼。一位年輕醫生敲了敲門，進入了診療室後自我介紹。當她的病人向她述說自己一周來的悲慘經歷，以及在那之前的旅程時，她似乎很同情她，也對她的故事很感興趣。

自從她帶小孩到肯亞的父母家拜訪兩周，再回到芝加哥後，就一直覺得不舒服。這是她在近十年內首度重返舊地——上一次是在她的小孩出生前。而如今小孩夠大了，她一直很想讓他們看看自己長大的地方。她帶他們去打了所有該打的疫苗，也確保他們每天都吃預防瘧疾的藥。她不希望讓疾病毀了這次旅行，或是令他們因此對她深愛的地方留下不好的回憶。這趟旅程一切都很美好，然而回家的過程卻很難熬。她的小孩在一、兩天後就從時差中恢復，她卻沒那麼好運。

她感到疲倦，彷彿好幾周沒睡似的，又覺得噁心想吐，身體發熱狂冒汗，就像是在發燒，也像是得了流感一樣全身痠痛。她估計一周就會好轉，但情況卻一天比一天糟。她打電話給她的醫生，但對方不在城裡。於是她找到了另一位醫生，而且幸運的是，那位醫生隔天就能見她。這就是她現在人在這裡的原因。

這名病人停頓了一下，然後補充說：「我覺得這種感覺似曾相識。」當她七歲住在肯亞時，曾經得過瘧疾。她認為或許現在也是相同的情況。感覺確實很像。

醫生點了點頭——這是很合理的推論。對於從撒哈拉以南非洲（sub-Saharan Africa）等盛行地區歸來的旅客而言，這是最普遍的發燒原因。加上她曾得過瘧疾，因此很清楚這種血液寄生蟲會引發流感般的痠痛症狀。

儘管如此，醫生告訴她還需要多點資訊才能確定。還有其他醫療問題嗎？完全沒有。在那趟旅程前，她的身體一點問題都沒有，沒有服用任何藥物，不抽菸也不喝酒。她在辦公室裡工作，目前離婚，和兩個小孩同住。她只有依照醫囑，在啟程的兩周前開始每天服用預防性藥物。

醫生請這名病人移駕到檢查台上。她沒有發燒，但當天稍早曾服用乙醯胺酚❶。她汗流得有點多，且心跳加速，但除此之外，檢查結果並無異狀。

醫生也認為很可能是瘧疾。在肯亞的部分地區，有一種瘧疾無法用某些預防性藥物消滅。醫生對她說，假設她已經染上這種瘧疾超過一周，就一定要立刻開始治療。於是醫生替她開了三天的抗寄生蟲藥處方籤。她滿懷感激地收下，期待著自己終於要好轉。

這是個一般常見的診斷故事。一位病人感到不適。她察覺自己有些不對勁，但可能會等個一、兩天再尋求幫助。情況通常會自然好轉。但若是不見起色，她往往會向自己的醫生求救。

從那裡開始，解開謎團就是醫生的任務了。傾聽病人的經歷是關鍵。在將近八成的病例中，最重要的線索就是這麼找到的。身體檢查也許會提供額外的線索，有時檢驗甚至能透露更多的資訊。而醫生的責任就是要拼湊線索，進而做出診斷。

在我上醫學院前，我所知道與診斷有關的一切都是從電視上看來的。診斷就是在戲劇性的一刻——

恰好就在病人開場陳述自己的症狀與病痛之後，以及他們被趕去接受救命治療之前，醫生幾乎瞬間迸出的一句關鍵言論。當時我認為診斷是道謎題——一旦我當上醫生，就能輕易破解的謎題。

在就讀醫學院期間，我投入了大量時間學習診斷的基礎——化學與有機化學、物理、生理學、病理學、病理生理學。當我結束學業、開始接受師徒制訓練後，我建構出一系列醫生們口中的「疾病劇本」（illness scripts）——症狀及其變化、惡化與緩解的詳細記載，以便描繪出某一特定疾病的全貌。一旦將這些劇本牢記腦中融會貫通後，需要時就能派上用場。像是迅速侵襲一家人的噁心、嘔吐和腹瀉症狀，是由病毒性腸胃炎所引起。或是在流感季節突然開始發燒、身體痠痛、出現瘀血，就表示得了流感。亦或是在本篇的病例中，相同症狀發生在一位從肯亞回來的旅客身上，很可能就是瘧疾所致。我們觀察到症狀，辨識出型態，便立即知道該如何診斷。

值得慶幸的是，多數情況皆是如此——根據研究[2]所示，比例高達百分之九十五。這是一套能有效發揮作用的技巧，多數情況是這樣沒錯。但是其他的那些例外呢？在那百分之五的病例中，醫生找不到答案，甚至更糟的是得到錯誤的答案，這又該怎麼辦呢？

這名生病的女子認為自己得了瘧疾，她的醫生也這麼想。然而在吃了三天的藥後，她卻更不舒服，虛弱到幾乎無法動彈。她嘔吐不止，身體發熱，滿身大汗，心跳劇烈；連續四天吃不下東西，甚至有兩天無法下床。最後，她聯絡了醫生，醫生立即將她送往急診室。

在急診室裡，檢查結果顯示這名女子心跳加速，血壓飆高。她的白血球數量已降到危險的程度，而她的肝也顯示出受損的跡象。由於不清楚她哪裡出了問題，因此她被安排住院。

醫生們給這名女子開了止吐藥。那確實有幫助。但過了幾天後，令她病得如此嚴重的原因仍舊不明。這顯然不是瘧疾。她的血液抹片共製備了三張送驗。雖然在抽血時她沒有發燒（在那種情況下進行瘧疾檢驗最準確），然而從這些抹片中，完全沒發現造成這種可致命疾病的寄生蟲。醫生們推測她的症狀是服用抗瘧疾藥物所引起的反應，而他們現在也知道她得的並不是瘧疾。那似乎說得通，尤其是因為她的狀況開始有了起色。一旦能進食後，她就出院了。

然而返家後，這名病人又開始嘔吐。她勉強撐了一周，最後還是拖著身子又回到同一家社區醫院。那裡的醫生很擔心她的狀況，於是將她轉到芝加哥若許大學醫學中心（Rush University Medical Center），也就是他們當中許多人從前受訓的地方。他們相信在若許的同僚會有辦法解開這道難題。

若許的醫生請教了一名感染科醫生——不然她還可能得什麼病？她在醫院待了一周，看了數不清的醫生，做了數不清的檢驗。當嘔吐的情況受到控制、又能進食後，她被安排出院，並依囑咐要回這名專科醫生的門診追蹤。然而幾天後她又回到若許，情況就和最初那次一樣嚴重。

看了更多的醫生，做了更多的檢驗。尿液、糞便、血液檢查；電腦斷層、磁振造影，甚至肝臟切片。結果不全然正常，但似乎也無法為診斷釐清什麼。醫生開給她五、六種抗生素、抗病毒和抗寄生蟲藥物。如果他們查不出她到底生什麼病，至少能試著治療她可能有的病。然而這些藥物全都沒有幫助。她在肯亞有可能染上什麼病？她看過的數十位醫生都在問這同一個問題。

充滿不確定性的灰色地帶，這或許是醫學上最令人不安的處境了。對病人來說很難熬——不只是因為他們仍得為那些逼他們求援的症狀所苦，也因為他們還是不明其因。這種病會自己好嗎？目前為止還沒有這種跡象。不是有針對這種病的檢驗可以做嗎？然而做了數十次檢驗，有時甚至更多，還是沒有什麼發現。這種病會致死嗎？少了診斷，又有誰能預測疾病的發展情況[3]？

對醫生來說也很不好受。醫生可能得先嘗試個幾次才能做出正確診斷，而這背後的其中一個原因是在發展早期，罕見疾病通常表現得和那些較普通的疾病十分相似。人的身體只能靠幾種方式告訴我們某處不對勁，也就是我們所謂的「症狀」。但引起這些症狀的可能原因有很多。這就好比英文字母和詞彙之間的關係，僅僅二十六個字母，組成的詞彙卻高達數百萬個。在醫學上存在的症狀有數十種，然而根據國際疾病分類（International Classification of Diseases），診斷卻有將近九萬種。

想當然爾，沒有一位醫生會知道那九萬多種診斷的每一種，儘管有些醫生知道得比其他同業多很多。一旦不尋常診斷出現的可能性提高，有幾種方法能彌補醫生的知識不足。一個老套但通常有效的方法，就是直接請教同事。另外也有個新潮許多的方法，就是求助於周邊的硬體設備——上網找資料。

但即便我們該有的資料都有了，還是有可能未診斷出某種病況。同一種疾病在書面資料或資料庫中的記載，以及在病人身上表現出來的樣子，通常會很不一樣。有關診斷的最早研究可追溯至一九七〇年代，而那些研究顯示，醫生若在過去已親眼見識過某種疾病，則最有可能完成與該疾病相關的困難診斷。而這代表的就是個人經驗可能會比知識還重要。

在進出醫院數周後，這名病人待在家中，身體已虛弱到無法照顧自己的小孩。她打電話給她最好的朋友，請對方在她努力恢復體力的期間，過來陪伴她和她的小孩。「沒問題，」她的朋友答應她，並迅速打包好行李。當抵達這名女子的公寓時，這位友人被她的模樣嚇了一跳。她的臉消瘦蒼白，嘴唇毫無血色。「妳一定要聯絡妳的醫生，」朋友聽了她的經歷後立刻這麼說。「布朗醫生會知道該怎麼做。」

瑪莉・T・布朗醫生二十多年來一直是這名女子的內科醫生。她聯絡了布朗醫生的辦公室，預約了那周稍晚的時間看診。布朗醫生見到這位她十分熟悉的病人後，也因為她現在的樣貌而感到震驚。在正常的情況下，她們每年會為了例行身體檢查見一次面。她們會聊聊生活近況和健康問題，然後就彼此告別，直到隔年再見。她總是看起來健康有活力，如今卻變了個樣。

布朗醫生進入診療室時，這名病人正彎著腰面向臉盆，空氣中瀰漫著刺鼻的嘔吐味。她的體重明顯掉了一大截，雙眼和顴骨在消瘦許多的臉上突起，左腿則不聽使喚地顫抖抽搐。妳到底發生了什麼事？醫生問。

在友人的協助下，這名病人開始敘述前幾周的經過。由於布朗醫生無法取得她的醫院記錄，因此只能從她口中獲得資訊：包括她從肯亞回來後就感到不適；醫生們一開始認為她可能得了瘧疾，但現在不確定她生什麼病；以及她這一生中從未感到如此虛弱難受。

有辦法移動到檢查台上嗎？布朗醫生詢問這名病人，接著和她的朋友一起扶她上去。

從頭部開始，布朗醫生按部就班地為這名女子檢查身體。到頸部的時候她停住了。這位病人的甲狀腺比一般要大得多。摸起來不是軟的，但非常大。布朗醫生非常確定那不正常。

她很快完成了檢查。這名病人的反射動作很劇烈，輕敲一下手臂和腿就會大幅彈起。而她的左腿就像是有自己的生命似的：搖晃、抽搐、顫抖。她暫時失陪，步出了診療室，說是要「去查閱某項資料」。

當布朗醫生在數分鐘後回來時，已經很有把握該如何下診斷了。這位病人得的是甲狀腺機能亢進。她甚至可能已經在「甲狀腺風暴」（thyroid storm）的階段，也就是這種疾病最嚴重的情況。每一個症狀都符合疾病劇本上的慣例——多汗、顫抖、發癢、心跳加速、偶爾發燒、體重下降——除了嘔吐以外。她離開就是為了要去查清楚，嘔吐是否有可能為甲狀腺機能亢進診斷的一部分。她發現這種症狀雖不常見，但的確曾發生在其他甲狀腺機能亢進的患者身上。等到當天傍晚確診後，布朗醫生立刻安排這名病人去見一位內分泌學家。

謎底的揭曉使人有機會意識到，哪些情況可能會導致答案與我們擦身而過。這名病人的直覺顯然發揮了關鍵的影響力——她認為自己是在回程途中開始生病的。而她對自身症狀的解讀，如覺得身體發熱，並認為自己的感受就和四十年前得到瘧疾時一樣，則導致醫院的醫生們走上了錯誤診斷的路。儘管如此，我們不能完全歸咎於病人。畢竟當醫生們認定那不是瘧疾後，還是繼續將診斷的選項侷限在感染疾病。

沒有一位醫生認為她的甲狀腺值得關注。也許是他們沒看到？根據早期內科學的「哲人王」威廉・奧斯勒（William Osler，一八四九年至一九一九年）所言，相較於無知，醫生的「無視」會使他們遺漏更多線索。另一方面，甲狀腺腫（也就是我們為腫大的甲狀腺所取的名稱）儘管在美國很少見，但在撒哈拉以南非洲這類缺碘的地區卻十分普遍。根據世界衛生組織，生長在非洲的孩童中，有超過四分之一的人會發展出甲狀腺腫❹。而一旦甲狀腺腫大後，通常會維持在那樣的狀態不變。因此，在一位從小在肯亞長大的女性身上看到甲狀腺腫，一般的內科醫生不會認為那是值得注意的事，然而，這位病人自己的醫生就能立即發現腫大的甲狀腺並不正常。

這些無法立刻判別與確診的病例，可說是最令人畏懼，卻也最吸引人、最饒富啟發。它們闡述了醫生是如何考量病人的情況與應用自己的知識，也說明了醫生和病人要怎麼互相合作，以回答病人所提出的根本問題：「我到底怎麼了？」

這些就是我在《紐約時報雜誌》（New York Times Magazine）的「醫生我到底怎麼了」（Diagnosis）專欄中介紹的病例，在這本文集中也會一一呈現。每一篇都是一則偵探故事，其中涉及的賭注高，風險也大。醫生必須戴上福爾摩斯的獵鹿帽，試著解開眼前的謎團。看著這些病例逐漸水落石出，突顯出要完成一個不按劇本走又違背常理推測的診斷，過程有多麼困難。此外，這也揭露出引領醫療實務的系統有何缺失；只有在整個機制承受壓力時，這些缺失才變得顯而易見。

我將本書的章節依症狀整理成八種最常見的問題，病人很可能因為這些問題，而必須到醫生辦公室或急診室報到。每一節的故事都始於相同的基本症狀——包括發燒、偏頭痛、噁心感，而這些症狀幾乎隨即就朝著出乎意料的方向發展。症狀的種類少之又少，診斷的選項卻多不勝數。

在這本書中，我嘗試將你，也就是親愛的讀者，推向醫生的位置。我希望你從醫生的角度去看事情，也希望你去感受難解疾病的變化無常——以及謎團解開時的興奮之情。

1 Acetaminophen，一種退燒及止痛藥物。是目前副作用最輕、最常用的鎮熱止痛藥物。

2 The frequency of diagnostic errors in outpatient care: estimations from three large observational studies involving US adult populations. Singh H, Meyer AND, Thomas EJ. *BMJ Qual Saf* 2014; 23:727-31.

3 即「預後」（prognosis）。

4 Andersson M, Takkouche B, Egli I, Allen HE, de Benoist B: Iodine Status Worldwide, WHO Global Database.

第一部

為發燒所苦

只不過是發燒

「我覺得這場仗我就快輸了，」在將近一年前的某個周六夜晚，這名五十七歲的男子這麼告訴妻子。當她在劇院看表演時（數周前他們就買好票了），他必須雙手著地跪著爬上樓梯，才能回到床上。他渾身發冷，連骨頭都在打顫，即使蓋了一層又一層的毛毯也沒用。冷顫後緊接著是突如其來的燥熱和瘋狂冒汗，逼得他踢開被子，直到同樣的循環重演時，只好再把被子給拉回來。

你真的得回到急診室去，他的妻子對他說，語氣明顯透露出沮喪和焦慮。他已經去過急診室三次了。他們替他進行了靜脈輸液，告訴他診斷結果是某種病毒症候群後，就請他回家了。他很快就會好轉的，每一次他們都這麼說。但事實並非如此。

一切要從九天前開始說起。在事情發生的第一天，身為物理治療師的他打電話請了病假。他有點發燒，覺得自己可能得了感冒，於是打算攝取大量水分，輕鬆以對，隔天就回去工作。然而到了第二天，他反而更不舒服。從那時起，發燒和發冷的情況開始變得嚴重。他交替服用乙醯胺酚和布洛芬[1]，但燒一直退不下來。他開始睡在客房，因為床單被他的汗水浸濕，床也因為他打冷顫而震動，令他的妻子無法安睡。

就這樣熬了四天後，他初次踏進了耶魯紐黑文醫院（Yale New Haven Hospital）的急診室。當時的他為了某種不同的感染，已經在接受治療了。三周前他因為手肘紅腫，去了一間緊急護理中心，因而開始服用一種抗生素。他吃了十天，但手肘還是痛得要命，於是回到緊急護理中心，開始服用另一種更廣效的藥，而且快吃完了。如今他的手肘已經沒事，倒是身體的其他部位就像得了流感一樣痠痛。

然而他的流感快篩結果是陰性，胸部X光也沒問題。他們告訴他應該只是病毒感染，並表示他所服用的抗生素幾乎能殺死任何可能感染到的細菌，他應該放輕鬆等症狀消失，若情況變糟了再回來。

結果隔天他的體溫飆高到一〇六度（約攝氏四一度）。他又回到了急診室，發現那裡擠滿人——那些人都和他一樣，覺得自己得了流感。他們說要等上好幾個小時才會輪到他，灰心喪氣的他只好回家睡覺。隔天早上，急診室的護士聯絡他說已經沒那麼忙了，問他是否能現在過來。他當然很樂意回去。

他心想這也許不是流感，但他確信自己一定得了某種病。儘管如此，急診室的醫生並沒有什麼發現。他沒有出現任何胸口痛或喘不過氣的情況，也沒有咳嗽、頭痛、起紅疹、腹痛和泌尿感染的症狀。他的心跳又重又快，除外，檢查結果一切正常。不過他的白血球數量偏低，這倒是有點奇怪。在急性感染的情況下，白血球的數量應該會上升，但病毒還是有可能導致白血球減少。他的血小板（血液中會形成凝塊的微小細胞質碎片）數量同樣偏低；在病毒感染的情況下也可能發生這種現象，但比較少見。

急診室人員將異常的血檢結果送到這位病人的家庭醫生那裡，並告訴病人要回診追蹤。他試著預約回診時間，可是對方的行程都排滿了。當時正值近年來最嚴重的流感季節。當他再度打電話預約時，他被告知最快要到下星期才能看診。

醫生的辦公室同意替他安排血檢，以確定是否為萊姆病或其他的蜱媒傳染病——畢竟這裡是康乃狄克州❷。他拖著身子到實驗室進行檢查，並等待他的醫生來電通知結果。對方始終沒有打來。在他心裡，這位醫生已經被判出局了。他病了超過一周，而他們竟無法見他，甚至連通知他檢查有沒有結果都做不到。

他在星期日又去了急診室一趟，也就是他的妻子從劇院回來的隔天早上。她堅持要他再回到急診室。當天早上值班的醫生助理注意到他之前已來過幾次，加上實驗室的血檢結果異常。她安排了一連串血檢，從愛滋病到傳染性單核白血球增多症，所有的可能都不遺漏；也安排了另一次胸部X光檢查，且除了廣效抗生素外，又開給他去氧羥四環素（一種治療蜱媒傳染病的抗生素）。他按醫囑服用泰諾（Tylenol）❸以退燒，並辦理住院。當他準備離開急診室時，流感快篩結果回報為陽性。他很確定自己並沒有流感，畢竟他從沒聽說過流感會持續這麼久。但如果能讓他待在醫院，有人隨時監測他的病情惡化與否，他倒是很樂意吞下克流感。

當天稍晚實驗室再度來電，表示快篩結果的判讀不準確，他並未得到流感。不過當時其他結果也陸續出爐了。他的手肘肯定不是原因——這是根據病人自己的說法、急診室的骨科醫生和X光檢查結果所做的判斷。他並未罹患愛滋病、傳染性單核白血球增多症或是萊姆病。他也沒有得到任何其他的呼吸道病毒感染——看診人潮大多是因為流感和這個緣故而來到醫院。然而過了幾天後，這位病人開始好轉。他的燒退了下來，發冷的情況消失，白血球和血小板數量也慢慢上升，顯然正逐漸恢復。但究竟是什麼起了作用？醫院替他安排了更多血檢，並請教了一位感染科醫生。

蓋布瑞爾・維爾伽茲（Gabriel Vilchez）是感染科的培訓醫生。他仔細檢閱病歷，並替這位病人做檢查後，同意病人最有可能得了某種蜱媒傳染病。醫院已針對所有美國東北部常見的蜱媒傳染病，將血液採樣送檢：萊姆病、巴貝氏蟲症、艾利希氏體症和無形體症。除了萊姆病已知呈陰性外，其他的結果仍未回報。維爾伽茲認為考量到病人的症狀（還有他對抗生素的反應），他應是得了其中一種病沒錯。

沒想到，所有的檢驗結果都是陰性。不過，在東北部還有其他的蜱媒傳染病，雖然較為少見，但還是有可能得到。對維爾伽茲而言，機率最高的是落磯山斑疹熱（Rocky Mountain spotted fever，簡稱RMSF）——即便如此命名，但這種病在大煙山（Smoky Mountains）反而比在落磯山還要常見多了。斑疹熱的症狀（也就是紅疹）儘管在多數病例中會出現，但並非所有病例。在康乃狄克州發現這種傳染病雖不尋常，但也不是前所未聞。維爾伽茲將血液送檢以判定是否為RMSF，並針對其他的蜱媒傳染病重新進行化驗。隔天這位病人已恢復到可以回家了。幾天後他接到一通電話：他得的就是落磯山斑疹熱。

原來，這位病人不幸在流感流行期出現發燒和貌似流感的症狀。在這樣的情況下，問題很快就從「他得了什麼病」轉移到「他是否得了流感」；然而一旦你回答了是非題，就很難再回到較開放式的提問了。

對這位病人來說，復原之路走得十分艱辛。儘管去氧羥四環素（doxycycline，抗生素）緩解了急性症狀，但還需要等待數個月的時間，他才能恢復到正常的工作量，否則他實在沒有足夠的力氣或毅力去完成工作。他覺得在生這場病之前，他從未如此接近死亡。確實，RMSF是最危險的一種蜱媒傳染病，即便現今的抗生素發展進步，死亡率仍高達百分之五。

不過呢，有一件事他倒是很確定，那就是他需要一位新的家庭醫生。而他也找到了。

1 Ibuprofen，一種非類固醇消炎藥，作用是止痛、退燒和消炎。

2 萊姆病在一九七五年時流行於康乃狄克州的舊萊姆鎮（Old Lyme），因而得其名。萊姆病的盛行地點為美國東北，故該區域醫師會提高警覺。

3 乙醯胺酚的眾多商品名之一，美國止痛藥廠牌。

好不了的流感？

約翰・漢寧・舒曼（John Henning Schumann）醫生很是擔心。他在大學時期最好的朋友，同時也是一位憂鬱病患者，經常打電話請教他醫療方面的問題。數周前，對方提到自己得了病毒性疾病，除了基本的發燒和體弱無力外，沒什麼大問題。但如今，他卻從一位共同的朋友那裡聽說那些症狀從未消失——那可就值得關切了。舒曼告訴他的朋友要立刻去看醫生。

數天後，舒曼收到一封電子郵件，是他那發燒不退的朋友寄來的。他人在醫院，醫生安排他做了腹部電腦斷層檢查，結果顯示他的肝臟有個壘球大小的腫塊。於是醫生將他轉到位於麻州劍橋的奧本山醫院（Mount Auburn Hospital），以進行進一步的檢驗。

安德魯・馬德斯特（Andrew Modest）是負責照顧他的內科醫生。在前去見這位新病人之前，他瀏覽了他的電子醫療記錄：他四十歲，是一位大學教授，健康狀態良好——直到現在。血檢結果顯示他有輕微貧血，而電腦斷層當然也照到了腫塊。這位病人安逸地坐在病床上，大腿上放著筆電。他看起來臉色有些蒼白，除此之外似乎狀態良好。「我正在寫信告訴朋友和家人我的病況，」這位病人爽朗地宣告。「你不介意吧？」這位病人告訴馬德斯特，他從瑞士的一場會議回到家，隔了一周後開始發燒。他只有在夜裡才會發燒，但每天晚上都會：一開始是發燒，接著在數小時後，會突然開始飆汗；有時汗流得太多，他還得更換睡衣和床單。此外他也會因為喉嚨發癢而咳嗽。除了這些，他並沒有埋怨什麼。在過去的一個月內，他已經瘦了十五磅（約六・八公斤），但他猜想是因為他正在嘗試一種新的飲食法。在體檢方面，醫生未發現任何異狀。儘管這位病人在前一晚體溫飆高到近一〇二度（約攝氏三九度），但他並沒有發燒。他的心跳速度和血壓都很正常，其他的一切也是如此。

這位病人連續四周都有發燒，而且掉了大量體重。醫生認為他所提到的飲食微幅改變，不太可能是背後的原因。這會不會是某種感染？有可能，雖然他看起來不像生病的樣子。會不會是狼瘡之類的免疫性疾病？或是某種癌症？這些都有可能。

他的肝臟還有一個大腫塊。那會是造成發燒的原因嗎？又或者那顆腫塊是所謂的「偶見腫」（incidentaloma）——在為其他目的進行檢查時，意外發現的一種異常病變？光是從大小就得以研判，這顆腫塊已存在了好一段時間，很可能有數年之久。為何他現在才開始發燒？如果不是肝臟的問題，那會是什麼？萊姆病和無形體症等蜱媒傳染病有可能會引起這種持續的夜間發燒，愛滋病、肺結核、肝炎及其他許多的傳染病也都有可能。

馬德斯特求助於一名放射科醫生，請他一起重新檢視肝臟掃描影像。根據這位醫生的直覺，這可能是一顆非常大的血管瘤，也就是一種異常但良性的血管積聚。不過，這位放射科醫生接著又說，這類腫瘤通常邊緣平滑，而這顆卻不是如此。此外，血管瘤一般而言也不會引起發燒。還有哪些可能呢？馬德斯特問。也有惡性的血管瘤，放射科醫生若有所思地補充說明。這類腫瘤被稱為「血管肉瘤」（angiosarcoma），有可能會引起發燒，但相當罕見。又或者這可能是一顆良性血管瘤，只是裡面受到了某種感染；那樣的情況就有可能會引起發燒，必須立即使用抗生素治療。為了確診，他們需要知道在這顆腫塊內的是哪種液體：如果是膿，就必須將它清乾淨，並開始投以抗生素；如果未發現感染，就可以延緩使用抗生素，至少目前先不用。

當天下午，放射科醫生將一支長針插入這位病人腹部的腫塊內。待長針到達適當位置後，醫生將注射器的芯杆向後拉，使針筒內充滿深紅色血液。實驗室很快便回報血液中並無膿水，也沒有證據顯示出現感染。馬德斯特向病人分享這個消息，也告訴對方還無法確定發燒的起因。感染科醫生在當天稍晚會替他進行檢查，腸胃科醫生也會在周末來訪，馬德斯特自己則會在星期一回來。

當天晚上，這位病人緊張到幾乎沒睡。隔天早上，他打電話給舒曼，表示自己已經做了許多檢驗，包括電腦斷層和核磁共振檢查。他被針又戳、又刺、又扎的，得到的結果是，儘管醫生們確定有許多都不是他得的病——這看起來不像是癌症，他們仍未發現任何感染；這也不是愛滋病或肝炎或狼瘡——但沒有一位醫生查出他得了什麼病。而這種不確定性令他感到害怕。

舒曼也很擔心。他住在將近一千英里遠的地方，沒辦法來探視他的朋友。此外，這位病人將所有的檢驗結果都公布在網路上與親友分享，因此舒曼一直都在遠距離追蹤這個病例，但他對於病因仍舊沒有頭緒。如果他是對方所徵詢的第二意見，那麼他肯定還需要第三個人來幫忙。突然間，舒曼想到了一個點子。要是他們向其他醫生公開他的難解症狀，像是在瀏覽對象大多是醫生的部落格上分享，然後讓他們用新的視角和思維去解開這道難題呢？這位病人對他的點子充滿了期待。

當天下午，舒曼將這個病例分享到他的部落格上（www.glasshospital.com），並聯絡凱文・波（Kevin Pho）。經營著高人氣醫療部落格的波也跟著分享了。數小時內，他們得到了十多則回應評論。有幾個人指出有一系列的醫療報告與這個病例相似：擁有碩大血管瘤的病人持續在夜間發燒；而在數個例子中，只要將腫塊移除就能停止發燒現象。

血管瘤是最常見的良性肝臟腫瘤。大多數血管瘤會維持在小小顆的狀態，也不會出現任何症狀。但偶爾它們會變得相當大，而當那樣的狀況發生時，病人通常會抱怨有疼痛或飽脹的感覺。在極少的病例中，這些腫瘤在原因不明的情況下會引起發燒、體重下降和貧血，就和這位病人的症狀相同。

舒曼一看到這些病例報告後，充滿希望地認為這就是正確的診斷。而這位病人的態度也同樣樂觀。馬德斯特從未看過那些病例報告；儘管他走的路線較為傳統，但最後也做出了相同診斷。腸胃科醫生弗雷德里克・魯曼（Frederick Ruymann）為這位病人進行了檢查。魯曼在數年前看過類似的病例，於是立刻就認出這是什麼情況。然而，只有把腫瘤取出，才能知道這顆良性腫瘤是不是造成發燒的原因。因此，馬德斯特必須在將他的病人交給外科醫生前，盡可能排除其他的診斷可能。他所做的檢驗全都沒有得到任何線索，而如今一周已過了一半，馬德斯特終於能鬆一口氣，判定這些症狀很可能是由這顆血管瘤所致。

這位病人在四月時動手術移除了血管瘤。雖然復原過程比他想像的辛苦，但他現在終於能恢復到原本的樣子：不再發燒，也不再感到虛弱，甚至連咳嗽的症狀都消失了。

醫生們承認在醫學上沒有人無所不知。我們的知識是靠經驗、訓練和個人興趣累積發展而來。當遭遇挫折時，所有的醫生都會向自己的社群求援：通常我們會請教朋友和同事，但網路令我們有機會接觸到更廣闊的群體——無數陌生人在浩瀚的網路世界中，透過對醫學的好奇與電腦鍵盤而連結在一起。

夜間高燒

她的母親突然倒了下來，虛弱到無法起身——電話中傳來溫柔的聲音說明情況。接到阿姨打來的電話，這名年輕女子急忙趕到母親家中，就在距離只有一鎮之隔的阿拉巴馬州鄉下。她的阿姨發現她六十八歲的姊姊裸著身子、一臉困惑地待在客廳。這天她和平常一樣打電話給姊姊：自從姊姊身體狀況惡化後，她每天都會這麼做；只要姊姊沒接電話，她就會擔心地開車到她家查看。等她的姪女抵達時，姊姊已穿好衣服了，不過看起來還是很困惑。

雖然她的母親已經病了好幾年，但對女兒來說，看見她變得像幽魂般蒼白枯槁，還是覺得很震撼。母親進過地方醫院的急診室許多次，甚至曾到塔斯卡盧薩（Tuscaloosa）看專科醫生，但似乎沒人知道她究竟有什麼問題。

當救護員將她的母親抬進救護車時，她詢問是否能一路載她們到伯明翰（Birmingham）。前年她懷著三胞胎時，曾到距離五十英里遠的阿拉巴馬大學伯明翰分校附屬醫院（University of Alabama Hospital）看婦產科。或許那裡的醫生也能幫助她的母親。伯明翰的急診室醫生透過輸液拉升她的血壓後，她的精神好了一些。更重要的是，他們說服這位較年長的女士和她的女兒繼續到門診部定期追蹤。

一個月後，裘莉・梅（Jori May），一位正在接受第二年培訓的實習醫生，向這位消瘦蒼白的女士和她的兩個女兒自我介紹。她們帶了一大疊厚厚的醫療記錄要交給梅。梅把這些資料放在一旁打算之後再看，因為她必須先搞清楚目前的狀況。

這位較年長的女士向她表示，她是從數年前開始生病的。幾乎每晚，她都會經歷很嚴重的高燒：一開始是身子發冷到骨頭都在顫抖，即使蓋了一堆被子還是無法變暖和；接著會突然全身發燙、汗如雨下，體溫會飆高至一〇二或一〇三度（約攝氏三九或三九．五度），而且全身都痛，甚至痛到骨子裡。為了退燒止痛，她經常服用泰諾。然後在體溫飆高的一小時後，她會開始反胃嘔吐，一直吐到沒東西可吐為止。這種情況幾乎每晚都會發生。

白天時她感到虛弱疲倦，而且骨頭會痛，做任何動作都令她難受。她的醫生說這是「纖維肌痛」（fibromyalgia）。她也會出疹子。那是蕁麻疹，醫生這麼告訴她。她不覺得癢，但沒人能查出她為何會有蕁麻疹。還有——她女兒補充說道，她沒有食慾。較年長的女士告訴梅，只要一想到食物就令她想吐；過去這一年來，她已經瘦了八十磅（約三十六公斤）以上。

梅觀察到這位病人的衣服、眼睛，甚至皮膚都鬆垮垮的，就像比原本的尺寸還大了幾號。然而檢查結果並未透露出什麼線索：她沒有發燒，也沒有疹子。梅告訴這位病人，她會將這疊醫療記錄看完，然後計畫之後該怎麼做。

在閱讀資料時，梅注意到這位病人的白血球數量持續偏高：正常的數據是十以下，這位病人卻是接近二十，而且情況已維持了數年。電腦斷層則顯示她全身上下的淋巴結腫大。這些發現可能是由慢性感染所引起，也可能是癌症，但是在她家鄉的醫生發現兩者皆否。

梅決定將當初那些醫生沒檢驗過的疾病列入考量。這位女士需要做愛滋病的檢查——據估五十五歲以上的人佔了四分之一的愛滋病人口（這是將未獲得診斷和已獲得正式診斷的人數都列入計算），而這些較年長的病人極有可能未接受過檢驗。另一個可能則是梅毒（因臨床表現多變而有「偉大的模仿者」（the great imitator）之稱）。另外，考慮到她長久以來的腸胃道問題，梅也會檢查她是否患有乳糜瀉。她還會針對一種名為「多發性骨髓瘤」（multiple myeloma）的血癌進行血檢——這種癌症會侵襲血液和骨頭，且常見於五十歲以上的病人。

梅焦慮地等待結果出爐：不是愛滋病，不是梅毒或乳糜瀉；儘管檢驗的結果為異常，但這位病人也沒有罹患多發性骨髓瘤——那一項檢驗會測量免疫系統中的抗體濃度，而其中一種稱為「免疫球蛋白M」的抗體濃度測出來偏高。梅將這位病人轉介給一位感染科醫生，但對方未發現任何感染跡象。腫瘤科醫生也沒有發現癌症。而皮膚科醫生僅證實了梅早已知道的資訊：病人有蕁麻疹，而且起因不明。她將這位病人的難解症狀，向她在醫院走廊和研討會上遇到的每一位聰明醫生分享。然而經過數個月的檢驗、轉介和討論，梅的進展還是和第一天一樣。

檢視這位病人的病歷是梅每周的例行公事之一，藉以了解是否有任何新的會診記錄或檢測結果。某天下午，她驚訝地發現一份長達十一頁的記錄。那些資料是來自一位名為佛瑞斯特・豪斯（Forest Huls）的病理科住院醫生，而據她所知，這位醫生甚至與這個案子無關。那是一份嚴謹細心的摘要，記述了這位病人的所有症狀與迄今已執行的多項檢驗。豪斯進一步推斷她的病人得到的是一種梅從未聽過的病：薛尼茲勒氏症候群（Schnitzler syndrome）[4]。根據這位住院醫生的描述，那是一種罕見且所知甚少的免疫相關疾病。

根據現今的看法，在薛尼茲勒氏症候群中，免疫系統裡最原始的部分，也就是一種稱為「巨噬細胞」（macrophage）的白血球細胞，會變得失控，並指示身體做出被感染時的反應。於是身體開始發燒和發冷、失去食慾、像得到流感般全身痠痛、蕁麻疹發作，某種特定抗體（免疫球蛋白M）的濃度也會升高。薛尼茲勒氏症候群的起因與發病過程目前仍不明。

這種疾病最早的記述是在一九七二年時，出自法國皮膚科醫生莉莉安．薛尼茲勒（Liliane Schnitzler）。她辨識出五位病人都有相同症狀：蕁麻疹、反覆出現長時間的發燒、骨頭痛和腫大的淋巴結。薛尼茲勒提出，這些症狀再加上高濃度的免疫球蛋白M，定義了一種新的疾病。梅和豪斯並無私交，但她聽說過他。雖然仍在受訓階段，但他已因擅長解開難倒他人的病例而聞名。「當我看見別人受苦，而我知道若是投入時間與精力，我就能查明真相，」他告訴我，「那麼我就一定得做些什麼。」他專注於研究尚未釐清原因的病理學發現，而在這個病例中，免疫球蛋白M的高濃度吸引了他的注意。

豪斯之前也沒聽說過薛尼茲勒氏症候群。他在使用PubMed資料庫尋找符合這位病人症狀的疾病時，偶然發現了這種病症。他將她的症狀與異常現象一一列出——為了掌握所有資訊，他徹底檢閱了她早期的電子醫療記錄（如今儲存在一個舊的電子倉儲中），結果發現她的症狀可能早在十年前就已出現。接著他開始尋找條件相符的疾病。歷經數小時的搜尋後，與這個奇怪疾病相關的條目才開始出現。在閱讀的過程中，他開始懷疑她得的就是這種病。

看過豪斯的記錄後，梅查詢了薛尼茲勒氏症候群的資料，發現患者描述與她的病人完全吻合。

這是一個重要的診斷決策，一部分原因是目前已有一種非常有效的治療方法。該疾病會導致巨噬細胞過度分泌一種叫「介蛋白-1」（interleukin-1）的蛋白質。

這種蛋白質就是命令身體裝病的元凶——發燒、全身痠痛，以及所有其他類似流感的症狀，都是薛尼茲勒氏症候群的特徵。而就在數年前，某家藥廠開發出一種藥物，專門用來抑制此一特定蛋白質的作用。由於這位女病人的保險公司拒絕負擔這種非常昂貴的新藥，於是梅直接向這家藥廠求助，結果在數個月後，他們同意提供藥物。這名病人開始服藥後，發冷和發燒的情況就消失了，噁心嘔吐、蕁麻疹及骨頭痛的症狀也都好了。

回顧她人生中與這場病纏鬥的時期，這位病人幾乎認不出自己。在生病前，她十分自豪於自己的進取精神與積極態度。而被困在沙發上、甚至最終淪落到床上的那些年，過於虛弱無力、過於疼痛而無法移動身體的那些日子，彷彿就像是別人的人生篇章。

至於豪斯，他在今年夏天即將完成研修。不論最後落腳何處，他確信自己將會持續找出他期望能破解的新案例，以挑戰自己的好奇心。

4 Schnitzler syndrome為一種罕見且不易診斷的自體免疫疾病，鑑別相當困難，需要排除多發性骨髓瘤、MGUS等疾病，除了皮疹，發燒和疼痛，併發症還包括嚴重的貧血和體內澱粉變性。約20%的患者會發展成淋巴增生性疾病，主要是Waldenström病和淋巴瘤。該疾病可被IL-1受體拮抗劑類似物完全逆轉。（姜冠宇醫生）

在婚禮上掛病號

「你現在就上車跟我一起回醫院，不然我就叫救護車，」這名女子向她三十八歲的丈夫宣告。他已經從醫院返家一天了，但看起來從沒這麼糟過。雖然她實在無法說出口，但她很擔心他可能會死掉。而他自己也是。

一切是從一周前在他弟弟的婚禮上開始的。那是一場在科羅拉多州舉辦的度假婚禮。幾乎從下飛機的那一刻起，他就覺得很不舒服。他頭痛欲裂，全身痠痛，眼睛浮腫，整張臉看起來又鼓又大。第一晚上床後，他翻來覆去無法入眠。到了早上，當他拖著身子下床時，發現床單都被汗水給浸濕了。

起初他認為是高山症所致，並沒有太在意。這間度假中心位於高海拔山區，而他從未到過這麼高的地方。雖然他的妻子和兩個小孩都沒有問題，不過在婚禮上還是有其他人因海拔高而感到不適：一位伴娘在婚宴上暈倒，另一位來自德州的阿姨則是不得不早退。

下午的婚禮儀式似乎永無止盡。他的燕尾服感覺就像是束縛衣，胸口悶到幾乎無法呼吸。到了晚宴開始時，他覺得糟透了。除了因為嚴重發冷而顫抖外，他的頭持續抽痛，脖子也疼到他難以吞嚥。他的妻子請主持人更改敬酒的順序，讓他可以提前離開。接著他便返回旅館，爬上床休息。

他猜想等他們下山到丹佛（Denver）後，他就會好多了。然而事實並非如此。即使回到了波士頓，身處平地的他還是覺得難受。由於他隔天一早還得去搭飛機，他的妻子只好留他在城裡，自己開車回到距離一小時遠的家中。

當他獨自待在旅館房間時，他的症狀甚至變得更為嚴重，於是當天深夜，他搭計程車來到了麻省總醫院（Massachusetts General Hospital）。由於胸悶的緣故，他做了心電圖檢查。令他意外的是檢查結果竟然異常，於是他被緊急送到心臟重症加護病房。醫生們確定他沒有心臟病，但有某種東西損害了他的心臟。經過許多檢驗後，他們說他得了心肌炎（一種心臟肌肉發炎的疾病），但不清楚病因為何，必須設法找出答案。心肌炎通常是由病毒感染所引起，不過細菌也可能會感染和損害心臟。他們試著尋找鏈球菌和其他可能的罪魁禍首，但沒有任何發現。他們也擔心他在科羅拉多州的鄉下可能得了蜱媒傳染病；儘管沒有一項檢驗的結果為陽性，然而四天後他們還是請他回家，並囑咐他繼續把一周份的去氧羥四環素吃完，以防萬一。

回到家後，他躺上床休息，希望自己會逐漸好轉。不過他的妻子可沒這麼樂觀。隔天，當她進房查看時，她被他憔悴的樣子給嚇壞了。他臉色蒼白又一直冒汗，就和他在山上的時候一樣。顫抖和發燒的症狀又出現了，而且頭痛劇烈，前一天他甚至痛到喊出聲來。她從沒見過他這個樣子。一想到開車回麻省總醫院得花上一個小時，就令他卻步。但妻子當機立斷，她堅持他必須去醫院，並決定開車載他到安娜賈克斯醫院（Anna Jaques Hospital），一家位於紐伯里波特（Newburyport）、距離僅一鎮之隔的社區醫院。

他們到達安娜賈克斯醫院時已經很晚了，急診室裡鴉雀無聲。多米尼克・馬提奈羅（Domenic Martinello）醫生敲了敲小隔間的門，這位病人正在裡面等候。他的妻子眼神熱切地抬起頭來，緊繃的臉帶著疲倦。這位病人動也不動地躺在擔架上；他的雙眼凹陷，皮膚垂掛在臉上，彷彿好一陣子都沒吃什麼的樣子。他的聲音輕柔但沙啞，每一次吞口水時都面露苦色嘴唇緊閉。夫妻倆一起敘述著過去幾天發生的事：婚禮、發燒、頭痛、頸部和喉嚨痛，以及在波士頓的醫院待了四天。

如此情況著實令人摸不著頭緒，馬提奈羅不確定對於心肌炎這個診斷該怎麼想。不管怎麼說，這個人現在沒有胸痛，只有頭痛、脖子痛和喉嚨痛。這位醫生很快地為他做了檢查。這名病人的皮膚溫熱多汗，頸部僵直但觸感柔軟，尤其是右邊。馬提奈羅告訴這對夫妻，他打算按部就班地處理這個問題。首先他會安排頭部電腦斷層，接著是頸部。然後會做腰椎穿刺（一種脊椎抽液技術）。他樂觀地認為其中一項檢查會找出答案。

頭部電腦斷層的結果正常：沒有腫瘤，沒有血栓，也沒有腦壓升高的跡象。由於這名病人的頸部觸感柔軟，馬提奈羅懷疑那裡可能有膿瘡。儘管檢查結果出乎他所預料，但他的方向正確，那裡的確有一個小小的膿瘡。而更令人擔憂的是，他在這名病人的內頸靜脈右側發現血栓——這是雷米爾氏症候群（Lemierre's syndrome）的徵兆，而馬提奈羅在過去只見過一次這種罕見的感染疾病。

關於雷米爾氏症候群，安德烈・雷米爾（André Lemierre）於一九三〇年代提出了最詳盡的描述。這名法國研究學者曾針對這個在過去未被診斷出來的病症，發表了二十個相關病例。這些病患都是從喉嚨痛開始，隨後在內頸靜脈發展出血栓。這種血栓經常會破裂，而每一個形成的血塊都含有一些會引起這種感染疾病的細菌，因此很容易將細菌帶到身體的其他部位——大多是肺部，但偶爾也會進入骨頭、大腦或其他器官。在一般的情況下，這種感染疾病是由一種名為「壞死梭桿菌」（Fusobacterium necrophorum）的罕見細菌所引起。不管是哪種病菌造成的，在前抗生素時代（pre-antibiotics era），罹患雷米爾氏症候群幾乎等於被判了死刑。即使到了現在，還是有高達百分之十八的病患會面臨死亡。

在此病例中，血液培養的結果顯示，感染很可能是由一種常見而容易令人大意的疾病所引起：咽喉炎。每年這個國家有上百萬件鏈球菌感染的病例，通常發生在喉嚨或皮膚上。在極少數的情況下，這些病菌有可能會侵襲周遭組織而引發致命的疾病，就如同這位病人的情況。雷米爾氏症候群和心肌炎都是因為這場咽喉炎變得失控所導致。這種侵襲性的感染必須投以抗生素治療，但這名病人所服用的抗生素是針對蜱蟲叮咬的去氧羥四環素，對於造成咽喉炎的釀膿鏈球菌（Streptococcus pyogenes）並沒有效。他在麻省總醫院時曾針對這種鏈球菌進行檢驗，但結果是陰性。沒有人清楚原因為何，不過沒有一項檢驗是百分之百準確。等病人來到安娜賈克斯醫院時，細菌已經跑到他的血液裡，因此很容易被發現。

現在馬提奈羅知道這個人為何病得如此嚴重了。他擔心他所任職的小型社區醫院無法照顧他，畢竟這裡沒有他所需要的專科醫生能隨時待命。於是馬提奈羅將他轉至他們的姊妹醫院，也就是位於波士頓的貝斯以色列女執事醫院（Beth Israel Deaconess Hospital）。在這裡，這名病人受到感染科及耳鼻喉外科醫生的緊密監測。他持續服用抗生素六周，並開始進行抗凝血劑療程，以預防血栓變大或擴散。

那已經是一年前的事了。如今這名病人已完全康復。回憶起當時，他記得他的喉嚨很痛。然而他告訴我，比起畏寒、發燒和頭痛，那似乎不算什麼。「我以為那只是一種附帶的身體不適，沒想到實際上是這場病的主角，」他說。從那時起，他和他的妻子便開始研究這種疾病，也為此訂了新的家訓：不要小看咽喉炎。

被遺忘的觸發原因

這名病人是一位年近八十、嫵媚動人的女性，臉上盡是歲月和菸草所刻劃的痕跡。她有著灰白的頭髮，淡藍色的眼睛。但你第一眼會注意到的是她的膚色：儘管當時身處於二月的康乃狄克州，然而她的臉和手臂卻是深紅色的，宛如曬傷一般。她看著站在面前的實習醫生。「終於回來啦？」這名病人大聲咆哮。

實習醫生走向前。她是一位年近三十、充滿自信且實事求是的女性。「是的，女士，」這位實習醫生說。「我說過，待會我會和醫療團隊一起回來，而現在我們就在這裡。」在旁人的提點下，這位病人重述了她的經歷。她一直都好好的，直到幾天前才開始覺得「糟糕透頂」，既虛弱又疼痛。「然後我開始出疹子、全身發冷，」除此之外，她發覺自己也毫無便意和尿意。於是她聯絡了她的醫生和兒子，後者帶她來到了醫院。

在急診室裡，她的體溫一度升到一〇二．八度（約攝氏三十九度）。她的血壓頗低，只有八十左右，心跳則持續加速。躺在擔架上的她看起來疲憊不堪。她的嘴唇乾澀，奇怪的是，當她伸出舌頭時，舌頭不停顫抖，彷彿這個動作對她來說過於吃力。她的肺乾淨無雜音。腹部柔軟，沒有疼痛的感覺。

在她臉上和手臂上的紅疹顏色很一致，然而在進行檢查時，我們發現在軀幹和背上的紅疹看起來有點不同，是一大群微小的凸塊，且每個凸塊的邊緣都是紅色的小圈圈。她全身上下唯一沒長疹子的地方就是手心和腳掌。「噢天啊，好癢，」她一邊抓癢一邊抱怨。

雖然這位病人形容自己「相當健康」，但其實她的毛病還不少。在抽了大半輩子的菸後（她在四年前戒菸），她得了嚴重的肺疾。她也有冠狀動脈疾病的病史。此外，她在上個月還曾因為肺炎而入院。她唸了一長串藥名，全是她在服用的藥物：β受體阻斷劑、阿斯匹林、針對心臟問題的硝化甘油片，以及針對肺部的吸入器，但這些都不是新開的藥，而她在服用這些藥物時，也沒有遇到任何問題。和她一樣嚴重的病人通常會在醫生看診前，就先抽血送驗。也因此等到醫療團隊與她會面時，我們已經知道她的白血球數量偏高，而且有證據顯示她的腎臟並沒有在運作，已完全失去了功能。

醫學上有一個從哲學那裡借來的大原則，就是要盡可能絞盡腦汁，為你所觀察到的現象想出最簡單的解釋。套用在醫學上的意思就是，我們要努力找出一個診斷結論，用來解釋我們在病人身上看到的所有狀況。

「奧卡姆剃刀」（Occam's razor）就是上述原則的名稱——這門藝術的目的是要將診斷修整成最簡要明確的解答。這是醫學的一大樂趣，然而在此一病例中，要做到這點並不容易。

原因如下：這位病人有發燒、低血壓和白血球數量偏高的症狀。這樣的組合如果找不出其他原因，就代表她身上有感染現象。但假設病人真的受到了感染，那出疹子該怎麼解釋？失去功能的腎臟又是怎麼回事？

某些嚴重罕見的感染會導致發燒和疹子同時發生。中毒性休克症候群是其中一種，洛磯山斑疹熱則是另外一種。不過雖然這位病人的身體明顯不適，但看起來卻不像是得了這幾種病一樣嚴重，畢竟病程進展快速是這些病最致命的特色。她的生命徵象儘管異常，但自從抵達醫院後就一直維持穩定。此外，這位病人的紅疹顯然會癢，和那種由感染所引起的疹子不同。

某一種會造成血壓過低的嚴重感染有可能會導致腎臟停止運作，而這單純是因為腎臟得不到足夠的血液。但我們的病人，儘管看得出來很不舒服且疲累，不過頭腦還是很清楚；這點就表示她的血壓雖低，但還是有辦法送血給重要的器官。如果她能思考，就應該能製造尿液，然而她卻沒有辦法。

我們給予她靜脈輸液，但即便過了數小時，她還是解不出尿。不過，輸液倒是使她的血壓恢復到正常，而那是一個很重大的改變。發燒和低血壓——在多數情況中這意味著有感染發生。至於單純發燒加上血壓正常，雖然有可能是由感染所致，但也有可能是別的原因。

而現在她的症狀組合又有些許不同：不但發高燒、長出會癢的疹子，還有令人印象深刻的腎衰竭。如果這不是感染引起的，那會是什麼呢？

可以確定的是，至少在醫院中，引起非感染性發燒的最常見原因就是藥物。許多種藥，尤其是抗生素，都有可能造成某種過敏反應——除了會讓人發燒，也經常使人起疹子。但我們的病人說她目前沒有服用任何新藥，而且她的舊藥也都不像是起因。某幾種嚴重關節炎有可能會引起發燒，有些甚至會起疹子，另外還有少數可能偶爾會造成腎臟問題。但她的體檢結果並無證據顯示是關節炎。癌症（大多為淋巴瘤）也可能會造成發燒，但截至此刻並沒有任何跡象顯示她有惡性腫瘤。

醫療團隊回到這位病人的床邊。當時已經很晚了。一名面帶倦容、穿著起皺西裝的男子坐在她床邊。他表明自己是她的兒子，年輕的住院醫生立刻詢問他母親是否有服用任何新藥。「最近沒有，」他證實。這位住院醫生向病人和她的兒子解釋，我們不清楚究竟是什麼導致她病得如此嚴重。「她很可能受到了感染，」住院醫生說。「但腎臟喪失功能的原因目前仍不明。」

當我們準備離開時，這位兒子又開口了。「上個月我母親開始服用一種治療痛風的藥，」他提供線索，「但這應該不算是新藥，對吧？」

這個藥就是安樂普利諾（Allopurinol）❺，一種對於預防痛風發作十分有效的藥，但同時也因為會造成過敏反應而著稱。對這位兒子來說，這不像是一種新藥。對我們的病人來說，這個藥太新了，以至於她忘了自己正在服用。對我們來說，時間點剛剛好，完全就是這種藥典型的藥物反應，稱為「過敏性間質性腎炎」（allergic interstitial nephritis）。這種罕見又複雜的過敏反應，包含發燒、起疹子和腎衰竭的經典組合，提供了完美的解釋。她需要做腎臟切片以確認診斷無誤，不過目前看來這是最有可能的原因。一切特徵都再吻合不過了。

這在醫學上是最令人滿足的時刻。病人的複雜症狀可能會有許多種解釋的方式，似乎沒有一個簡單明瞭的答案。診斷，就像人們和他們的生活一樣，經常是複雜又混亂的。但偶爾也會有病人的病史、徵象和症狀，就這麼完美地搭在一起。你獲得了一條資訊，接著突然就看出了某種特定的型態，進而辨識出這是何種疾病。病人得到了完美的診斷，醫生則從找出解答的過程中汲取樂趣。

我們的病人隔天就開始接受透析治療，因為她的腎臟已過度損傷無法運作。腎臟切片證實了我們的診斷，因此她大概只需要透析治療數個禮拜的時間。一旦引起過敏的藥物停用後，她很快就恢復了。

到了周末時，她看起來已截然不同。她的燒退了，皮膚上鮮明的紅色也褪了，只剩下幾道不明顯的抓痕。當她開始抱怨醫院的食物時，我們知道她應該準備好要回家了。

---

5 Allopurinol為治療痛風重要藥物，但是目前全世界所有醫師與醫學會認定高度風險，因此開藥時有一定嚴格規範，並且服藥初期需要密切觀察。此病例引起之全身症狀，應是此藥物最常見的「dress syndrome」，一種藥物過敏反應。（姜冠宇醫生）

殺手級流感？

在羅德島韋克菲爾德（Wakefield）的南郡醫院（South County Hospital）裡，告別冬日的陽光從窗戶溢了進來，此時這名中年男子與她的妻子正走進房間。這名男子的母親，一個九十三歲的瘦小女人，頹靡地坐在凌亂的床罩堆之間。在這名男子最小的手足電話通知他母親病危後，他們從聖路易斯（St. Louis）趕來。如今見到了她，蒼白、靜默的模樣取代了原本的活力充沛，令他不禁擔心自己最後還是得穿上預先買好的深色西裝。

她住在這間醫院已將近一周，不過症狀在入院的前一周就已經出現了。就在某個星期六早晨，她注意到自己有些疲累。到了中午，她開始覺得冷，就像得了流感一樣。她全身都在痛，尤其是背部，而且也開始發燒。一位鄰居帶她到急診室。基於某些她記不得的原因，他們最後來到一間隔了數鎮之遠的醫院。在那裡，她做了抽血和電腦斷層檢查，以找出造成這些症狀的原因，然而並沒有任何發現。於是醫院開了背痛的藥給她後，她就被送回家了。

到了星期二，她去見了她的家庭醫生。在替她仔細檢查並檢視了急診室的記錄後，他不確定自己還能做些什麼。她的另一個兒子就住在附近，於是她的媳婦開始搬去她家住。他們都很擔心她。這個超級獨立的女人獨自生活，至今仍會自己砍柴燒爐火和開車到處跑，卻因為生病而到急診室報到。對他們來說，這意味著不管所有的醫生怎麼說，她一定是病得很嚴重。

由於過了幾天她仍未好轉，於是他們將她抱上車，載她來到他們最熟悉的南郡醫院。

南郡的醫生也不確定病因為何。這名病人覺得不舒服：她疲倦，背痛得要命，而且全身無力；樣子看起來也是病懨懨的，既蒼白又虛弱。檢查結果顯示，她的體溫偏高，血壓則偏低。她身上大部分地方都有淡淡的疹子，而最令她兒子害怕的是她的頭腦變得不太清楚。她的白血球數量（受感染的指標）並沒有上升，醫生也看不出有任何明顯的感染來源。血檢結果顯示最常見的蜱媒傳染病也沒有任何發生的跡象。胸部X光的結果正常，腹部超音波也一樣。血液已經分析檢視過是否有任何細菌成長，而她也辦理了住院，由經驗豐富的專科護理師卡洛琳・詹克斯（Caroline Jenckes）負責照顧。

接下來的幾天，詹克斯都在尋找她深信存在的感染。她安排了脊椎磁振檢查，以尋找是否有膿瘡，但什麼都沒發現。這名病人的膽囊也經過仔細評估；那裡發炎的話有可能會引起發燒和蔓延至背部的疼痛。幾天前，病人的胸部電腦斷層顯示她可能感染了肺炎。弗瑞德・席佛布拉特（Fred Silverblatt）醫生，也就是詹克斯所諮詢的感染科醫生，不認為這些細微的發現是引起症狀的原因。況且這名病人已逐漸退燒了。然而，他還是同意讓她開始服用廣效抗生素。

最後，醫療團隊看到這名病人似乎有明顯好轉的跡象。她的燒退了下來，血壓恢復到正常，背痛也逐漸緩解。儘管如此，這名病人的兒子知道自己的母親並沒有真的在復原。他和妻子過去一直在輪流照顧她，不分日夜，因此知道她還是完全不像從前的自己；她看起來仍舊病得不輕。雖然用了抗生素，她還是又累又虛弱，而且不太說話。這位兒子聯絡了在馬里蘭州的妹妹和密蘇里州的哥哥，告訴他們母親可能時日將盡，於是這群手足急忙回到了家鄉。

當她的大兒子走進病房時，這位身體虛弱的女士並沒有睜開眼睛。他傾身親了她一下，然後將她扶坐在床上。她該不會是得了「鼴鼠熱」吧？他開玩笑地問，並提到去年秋天他們大費周章地為她除掉閣樓鼠害一事。那時她曾說過那些大耳朵寶寶真是可愛——對，她指的就是那些在搬遷過程中被滅鼠專家消滅的生物。他覺得他在講這個笑話的時候，她好像微笑了一下，稍稍流露出她平時絕佳的幽默感。然而在開玩笑的同時，他突然冒出了一個想法：那些鼴鼠會不會真的和這場難解的怪病有關？

這是個古怪的念頭，但這之間的連結激起了他的好奇，於是他在醫院裡找到一台電腦，上網查了一下。一開始他找到的網頁大多是滅鼠廣告，但後來他找到了線索：一篇來自美國疾病管制與預防中心（Centers for Disease Control and Prevention）的短文，內容提到鼴鼠與一種叫做「流行性斑疹傷寒」（epidemic typhus）的東西有關。在進一步閱讀後，他發現斑疹傷寒的症狀，如發燒、全身痛、起疹子、意識混亂，都和他母親的類似。但斑疹傷寒是很罕見的感染疾病。在過去的四十年間，向美國疾病管制中心通報的案例甚至不到一百件。儘管如此，這位兒子還是將文章列印出來，跑去找卡洛琳・詹克斯。他解釋他母親的住家裡曾有大量鼴鼠出沒，而他的看法吸引了詹克斯的注意。確實，他們為找出這名女子的病因而做的研究全都一無所獲。於是她帶著這篇文章去見席佛布拉特。在他看來所有跡象都完全相符：症狀、接觸史，以及對廣效抗生素的極微反應。在查閱了更多這種感染疾病的相關資料後，他開始讓病人服用適當的抗生素（去氧羥四環素），並將她的血液抽樣送至美國疾病管制中心進行確認。

流行性斑疹傷寒是一種古老的疾病。自中世紀以來，這種疾病的周期性爆發奪走了數百萬條人命。第一次世界大戰剛結束後，俄羅斯的一次疫情爆發就殺死了三百萬人。這種感染疾病通常會藉由接觸到蝨子而傳播。現代的公共衛生已大幅降低了這種感染與傳播媒介的發生率。在美國，大多數的斑疹傷寒病例都是由接觸到鼴鼠所引起。目前尚無人清楚病菌是如何從鼴鼠那裡傳到被牠們感染的人類身上，不過剛才提到的蝨子在此又扮演了重要角色。鼴鼠身上的蝨子不太會咬人；一般認為人是在吸入蝨子的排泄物時，接觸到當中的病菌。

在服用新的抗生素二十四小時後，這位女士被轉到一間復健中心。經過了短短幾天，她開始逐漸恢復成原本的自己。對於自己曾被安排在安寧樓層，她感到十分不悅，並向任何願意聽她說話的人解釋，她很確定那不是她該去的地方。據她所述，直到她搬進較健康的病人所待的樓層後，她才感覺自己真正開始好轉。

數周後，她已經恢復到能夠回家了。而幾乎就在同時，檢驗結果才終於回報確定是斑疹傷寒。待她康復後，她的孩子請來滅鼠專家，驅除了任何可能返回她家的鼴鼠，並將任何可能作為入口的洞都封了起來。

家人是提供病人及其生活環境相關資訊的重要來源。他們通常無法做出診斷，但能針對那些醫生連想都沒想過的問題提供答案。在這個案例中，這名女子的接觸史及感染情況的相關資訊，很可能就是拯救她的關鍵。未獲治療的斑疹傷寒致死率可高達三成，而其中年長者的風險又最高。

這一切發生在三年前。如果你現在問這位女士過得如何，她會立刻告訴你她好極了——因為她越是獨立，就越覺得舒服愉快。

第二部

腹痛

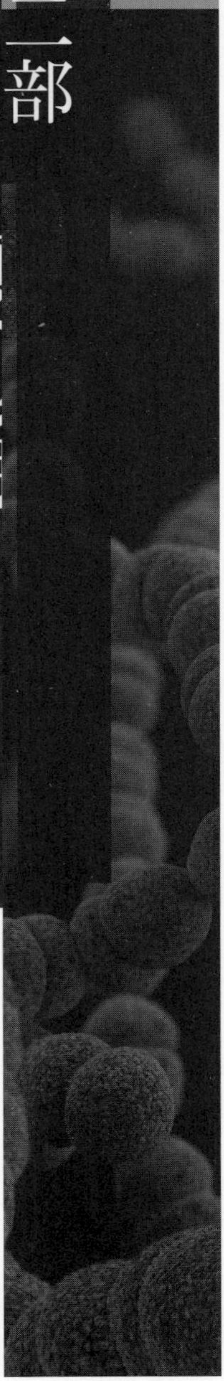

痛苦至極的發作

胃痛來襲時總是激烈到令他難以忍受，接著會在持續個一、兩天後消退。「我實在無法再這樣下去。」病人是個高高瘦瘦的青少年，髮色深遂，留著頂長兩側短的俐落髮型，臉上掛著憂慮的神情。他的聲音輕柔但透露出一絲急迫。「我的胃……真的痛死我了。在弄清楚是怎麼回事之前，我沒辦法回學校上課。」他那年輕纖瘦、情緒明顯焦慮的母親點了點頭。「這樣的情況已經持續太久了，」她補充說。腸胃科醫生吉蘭・薩奇德夫（Kiran Sachdev）也同意。真的是久到不能再久了。

這位病人第一次來見她是在三個月前，當時他向她描述了這些每隔數月就會發作的嚴重腹痛。這種痛很劇烈，他說，而且絲毫沒有減弱的趨勢。他在發作期間無法進食，無法工作，甚至難以站立，接著會在數天過後開始好轉。他不清楚腹痛發作或消退的原因，但這種情況已持續了將近十年，而他只希望能別再發生了。

這一切似乎是在他十一歲時闌尾穿孔後開始的，他的母親告訴薩奇德夫。當時他需要動兩個手術，在醫院裡住了將近三周。大約就在一個月後，她兒子首次經歷了這種神祕的腹痛。起初，每當他們遭遇嚴重發作時，就會去急診室報到。那裡的醫生從未查出是哪裡出了問題，因此到了最後，他們還是得回家自己面對。數年後，在一次特別嚴重的發作期間，他母親再度帶他來到急診室。一位外科醫生告訴她，有可能是闌尾炎的癒傷間歇阻塞了他的消化道，進而造成腹痛發作，而這在腹部手術中算是相當常見的併發症。他建議再動一次手術，以移除那些癒傷組織。結果就在這名病人動手術後不到一個月，腹痛又發作了，而且和之前一樣嚴重。那位外科醫生感到十分困惑。「他說我吃的纖維不夠，但我知道不是那樣，」這位年輕人說。他嘗試服用美達施膳食纖維補充劑（Metamucil），並增加飲食中的纖維，但腹痛仍持續發作。儘管如此，在反覆經歷這些痛苦的情況下，他還是順利從高中畢業，進入大學。

離家在校生活的日子裡，他的腹痛仍舊持續發作。他告訴薩奇德夫，在前兩年就學期間，他臥病在床大概比坐在課堂裡的時間還要多，但他已下定決心，不想再讓自己受限於這些苦痛。

除了偶爾因原因不明的食物過敏而導致手腳腫脹外，這名病人沒有其他病史。當過敏發生時，他就只有服用抗組織胺而已。他不菸不酒，也沒有使用任何非法藥物。在體檢方面，薩奇德夫發現這位病人雖然消瘦，但很健康。他的腹部平坦，肌肉張力良好，沒有任何疼痛或觸診異常。所有例行的血檢結果也都正常。在他最近一次住院期間做電腦斷層時，確實曾發現異狀：腹腔器官外出現液體。急診室的醫生不知道該如何解讀此一狀況，薩奇德夫也一樣。不過能確定的是，不論造成疼痛的問題點為何，一定是和他的腹部有關，而不是頭部。

當薩奇德夫第一次見到他時，她認為他可能患有大腸激躁症。這是一種腸道對食物、氣體或壓力等正常刺激反應過度的疾病，通常會引起間歇性的絞痛。她開給他預防痙攣的藥，效果似乎不錯，直到上周，他又因腹痛而進了醫院。電腦斷層再度顯示腹腔內有游離液體，而他的症狀也再度迅速地消退。他在四十八小時內出院，並在一周後的現在回來見薩奇德夫。不是腸躁症，那到底是什麼呢？

當醫生談論診斷的藝術或科學時，他們通常會將診斷分成兩個明顯不同的階段：其一仰賴型態識別

（pattern identification），也就是你為病人看診，辨識出某種已知疾病的徵象和症狀，然後做出診斷。也許你會進一步利用檢驗確認自己已知的事，也許你不會。但不論如何，你都會因為自己找出了原因而感到滿足。其二則是針對剩餘的那些病人——那些症狀和你所知的任一疾病型態都不相符的病人。在這些案例中，許多和我談過的醫生都表示會根據自己所認定的最顯著症狀，依優先順序排列出可能的診斷。這是透過個體經驗、導師傳承及自己閱讀過的資訊，自行發展出來的一種排序。

薩奇德夫將重點擺在這種間歇性激烈腹痛的特性：很快消退，且病人在發作前後看起來完全正常。她第一個聯想到的是克隆氏症，一種因免疫系統錯誤攻擊腸道而引起的發炎性腸道疾病，好發於成年前期。另一個可能是乳糜瀉，又稱為「麩蛋白腸病」，也就是對小麥成分「麩質」不耐。這名病人的確有些不尋常的過敏病史，而乳糜瀉也有可能會引起胃痛的短暫發作。為了診斷是否為這兩種可能之一，薩奇德夫需要用一支小型攝影機通過病人的腸胃，然後針對具有疾病特徵的發現，進行活體組織切片。最後，或許病人體內仍有一些癒傷組織，會偶爾阻塞消化道。為此她安排這名病人做鋇劑攝影檢查，使她得以觀察這種濃稠液體流經小腸的情形；若有任何因癒傷組織而造成的影像扭曲，都會顯現出來。這些檢查在接下來的數周內陸續完成，結果都很正常。

這位醫生告訴我，到了這個關頭，她知道自己必須打破常規才行。不管對方得的是什麼病，肯定非比尋常。她思索著他那手腳腫脹的奇怪過敏反應，之前她一直認定那和他的胃痛沒有關聯。有可能相關嗎？這些症狀會不會是由遺傳性血管性水腫所引起的？這是一種罕見的遺傳性疾病，會造成類似過敏的腫脹現象，通常出現在手或腳上，但也有可能發生在消化道，進而導致腹痛。於是薩奇德夫將血液送驗，以調查是否有這種不尋常疾病的可能。

血檢結果於三周後回報，這名病人確實得了遺傳性血管性水腫（Hereditary Angioedema, HAE）❶。這種遺傳異常會造成免疫系統過度反應，進而引發局部性腫脹。電腦斷層照到的液體也是源自相同的遺傳異常。儘管原因尚未釐清，但一般認為這種腫脹反應是由受傷所引起（即便是很小的傷）；不論是做太多仰臥起坐、走在火熱的沙上，甚至是心理壓力，都有可能是原因。就這名病人而言，腫脹之所以主要發生在腸道，很可能是因為他之前得過闌尾炎，導致腸道變得比較脆弱。

當她聯絡病人告訴他診斷結果時，他沉默了片刻。「等一下，如果這是遺傳性疾病，那為何我的父母沒有這個問題？」他問。的確，後來也經過證實，在他的父母身上完全找不到任何患病證據。這位醫生解釋，在遺傳性血管性水腫的所有新病例中，有高達四分之一不是遺傳得來，而是新的突變。他在家族中是罹患這種疾病的第一人，但假如有了小孩，他可能就不會是最後一人了；他的每一個後代都有一半的機率，會從他那裡遺傳到這種疾病。

在重返大學校園前，這位病人接受了同化類固醇的治療（也就是運動員禁止使用的那種類固醇），以防止腫脹再度發生——至少在大多數時間能有效預防。最近我和他聊過，他已經超過一年沒再發作了。他說他覺得自己狀態很好，但還是會擔心將來。「我不確定自己會不會想生孩子。我不想把這種病傳給別人，更不想傳給任何我所愛的人。」

1 遺傳性血管水腫屬於補體缺陷的免疫不全症。常影響上呼吸道和腸胃道的皮膚或黏膜組織。雖然腫脹在未經治療的情況下，大約2到5天內會自動消退，但若發生在喉部可能會導致窒息。（姜冠宇醫生）

都是魚惹的禍？

在破曉前的寧靜夜裡，科特蘭德・馬（Kurtland Ma）醫生注意到躺在擔架上的這名年輕男子。他對這位病人的健康模樣感到訝異：他在住院醫師培訓的第一年就已學到，會在這種時間出現在布朗克斯（Bronx）雅各比醫學中心（Jacobi Medical Center）急診室的，通常都是極度瀕危的病人。

根據單薄病歷上的敘述，這名病人之所以來到急診室，是因為他無法行走。他不但頭痛，也覺得虛弱暈眩，然而重要器官和初步血液檢查的結果都很正常。這名病人是一道難解之謎——資深住院醫師將病歷遞給馬醫生時，這麼對他說。「他究竟出了什麼狀況，我完全沒有頭緒，」她告訴馬醫生。「但他應該要做一下頭部斷層掃描。」

這位病人現年二十八歲，他說自己一直都很健康，直到三天前，他和女友到巴哈馬（Bahamas）慶祝自己的生日。在一整天的游泳和潛水後，他們決定去一間聽說很棒的餐廳。他們都點了海鮮：她的是紅鯛，他的則是梭魚。吃飽後他們出來跳舞，結果在舞池裡，這名病人突然直不起腰來，肚子如刀割般劇痛，令他來不及反應，頓時難以呼吸。他踉蹌地走進廁所，絞痛與腹瀉如浪潮般陣陣襲來。他一直想著「會過去的」，但症狀卻絲毫不見緩和。最後他決定回到旅館。

當他們走過滿是度假旅客的街道時，他的女友還取笑他竟為了一件小事，毀了自己的生日。在那當下，他一心只想要趕快躺下休息。然而等真的躺在床上時，他卻發現自己難以入睡。發燒令他全身痠痛，腹痛和腹瀉也逼得他不斷往廁所跑。最後他叫醒了女友，告訴她自己得去醫院一趟。

當他開始嘔吐時，他們正待在巴哈馬醫院的狹小急診室裡。持續的嘔吐令他體力耗竭，即使在他所吃的東西全都吐光後，還是久久無法平復。當晚剩餘的時間，他都在迷迷糊糊的狀態下接受檢驗和治療，不時穿插著緩慢消退的陣陣痛楚與噁心感。巴哈馬的醫生們屢次回到這名病人的床邊查看。他的身體發熱，即使是用最小的力氣輕壓腹部，都令他痛苦不已。這會不會是闌尾炎？肝炎？或者只是較嚴重的食物中毒？電腦斷層顯示他的闌尾一切正常，血檢結果也沒有任何肝炎或其他感染的跡象。在止吐藥的作用下，嘔吐的情形已經停止，腹瀉也逐漸緩和。

這很可能是食物中毒，一位醫生告訴這名精疲力盡的病人。大多數的食物中毒都是由腸道細菌所引起，例如大腸桿菌、沙門氏菌或金黃葡萄球菌。海鮮所引起的食物中毒，則通常和一種較少人知道的細菌有關，那就是腸炎弧菌（Vibrio parahaemolyticus），不過這種細菌往往在烹調過程中就會被殺死。他們是不是吃了壽司？沒有，食物都有煮熟，他的女友向他保證。這名醫生聳了聳肩。一般來說，試著釐清罪魁禍首是哪種細菌並無意義，因為不管是什麼，治療方式通常都一樣；最重要的就是要避免脫水，而他攝取的液體量十分充足。到了早上，這位病人覺得好一些了。醫院開了抗生素和某種止吐藥給他，要他回旅館休養。他睡了兩天，覺得自己恢復得夠多後才敢出門。當他穿上衣服時，他注意到他的手似乎有些笨拙，腳則像是睡著了似的，彷彿自己正走在佈滿了釘子的移動地毯上。

他不確定自己是否有辦法進食。他的女友在一間果汁攤買了一杯冰沙給他。水果冰沙聞起來很香甜，而他的胃不斷地咕嚕叫。他喝了一小口，就立刻吐了出來。沁涼的飲料喝起來竟像是從爐子裡直接端出來一樣，簡直就和滾水一樣燙，一點都不冰。他又喝了一小口，結果嘴巴就像是在燃燒，飲料燙到他無法吞下。就在這一刻，這名病人覺得自己真的受夠了，於是這對情侶飛回到紐約。這位年輕人送他女友回家後，隻身前往雅各比醫學中心的急診室。

馬醫生一面聆聽這名病人的主述，一面寫筆記。當對方提到這種奇怪的冷熱顛倒情況時，這位醫生倒抽了一口氣。「我知道這是什麼！」他大喊出來，打斷了這名病人的故事。「我知道這是什麼！」說完，他衝過擁擠的走廊，跑到主治醫生和資深住院醫生開會討論的地方。「他不需要照頭部斷層！他得的是雪卡毒（ciguatoxin, CTX）魚類中毒！」

雪卡毒魚類中毒是因為食用了被毒素汙染的魚類所致。雪卡毒素是由寄生在珊瑚礁海藻上的有機體所產生，而這些珊瑚礁海藻大量存在於某些熱帶海域中。由於這種毒素會儲存在魚類的脂肪中，因此濃度會隨著食物鏈向上層層累積：小魚吃掉有毒的海藻後，被鯊魚、真鯛、石斑、梭魚等更大的掠食性魚類吃掉，接著又被人類吃掉。不像其他大多數的食物中毒肇因，這種毒素不僅無色無味，也不會因烹調而遭到破壞。

這種食物中毒的首次相關敘述出現在一七七四年，當時一名軍醫助手加入了庫克船長（Captain Cook）的南太平洋探險隊，因而登上小獵犬號；這位探險隊成員名為約翰・安德森（John Anderson），根據他的記錄，數名船員吃了在熱帶海域捕獲的某種大型魚類後，都出現了相同症狀，包括「臉部和頭部感受到令皮膚漲紅的熱和劇痛，加上暈眩和變得虛弱無力；還有另一種痛，或是如他們所形容的，一種在嘴裡和喉嚨裡的灼熱感。」在那之後，許多人在描述症狀時，也都提到了突如其來的噁心、嘔吐和腹瀉（就和其他種類的食物中毒類似），而且接著還會出現和這名病人一樣的神經系統怪異症狀。感覺上的改變，例如麻痺、刺痛和奇異的冷熱顛倒，都是最常見且最具代表性的特徵。雪卡毒素有時可能會影響心臟，導致心跳太慢或不規律。儘管很少有致命的危險，但目前尚無有效的治療方法，且症狀可持續數周，有時數月，偶爾甚至數年。

診斷做得很好，資深醫生對馬醫生說。但他是怎麼知道的？很簡單，馬醫生告訴他的醫生導師們：他在數月前曾負責照顧因雪卡毒魚類而中毒的一家人。他們在聖誕晚餐時吃了梭魚；在經歷了數小時的噁心、嘔吐和腹瀉後，出現了這種奇怪的神經系統毛病，於是他們到了醫院。他永遠忘不了那一家人。

馬醫生回到這名病人的房間。他為自己的突然離開道歉，並開始解釋雪卡毒魚類中毒的症狀和來源。儘管這種食物中毒的病理仍待釐清，但目前的看法是，這種毒素會對覆蓋在神經上的保護性髓鞘造成損傷，導致髓鞘腫大，壓迫到原本應受其保護的脆弱組織。「即使是在他們告訴我之前，我就已經知道一定是魚的關係——一定是那天的梭魚，」這位病人沮喪地對我說。梭魚近來被認定為一種常見的雪卡毒素來源，美國疾病管制中心日前更是建議民眾不要食用，特別是來自加勒比海的漁獲。如今梭魚不僅在熱帶地區造成威脅，隨著佛州、德州、南卡羅來納州和最近北卡羅萊納州近海的海水變得溫暖、足以繁殖這些曾屬於熱帶生物的魚類後，梭魚在美國也演變為一種最常見的魚類食物中毒來源。

自從這名病人從加勒比海回來後，已經過了六個月以上，卻仍未完全康復。他已經能夠進食了（在生病的最初數周內，他瘦了二十磅（約九公斤）），但偶爾還是會感到麻痺和虛弱。這名病人嘆了口氣說：「那條魚實在是很美味，我吃超多的。」

胃的毛病惡化

擔架上的十九歲女子被緊急送進班納大學醫學中心（Banner—University Medical Center）的急診室，地點就位於亞利桑那州的土桑市。她呼吸不規律，緊咬著下顎，手臂僵硬地貼在身體兩側。

前一晚，這名女孩打電話告訴她的母親自己正在吐，而且胃痛得不得了。住在德州的母親問她需不需要去急診室，她覺得不用，於是母親說會幫她預約隔天的門診。然而隔天早上，母親打電話想告訴她門診時間時，卻無人接聽。擔心之下，她聯絡她的大女兒，要她去看看妹妹的狀況。她的大女兒也在土桑市，是亞利桑那州大學的學生。結果大女兒發現妹妹倒在宿舍浴室裡，已失去意識，且身上沾滿了嘔吐物。洗手台的水還在流，旁邊的電動牙刷也嗡嗡作響，顯示她是在毫無預警的情況下突然倒下。

這名年輕女子沒有任何醫療問題，她姊姊對急救人員說。不過她在三個月前曾被朋友帶到急診室，因為當時對方注意到她似乎有些神智不清。那次在急診室裡，她做了腦部核磁共振和一些血檢，結果都沒有什麼問題，只有在肝功能的部分測出一項不太重要的異常。（為此她在數周後看了醫生，不過當她的數值恢復正常後，醫生就沒再繼續追蹤。）隨著時間和靜脈輸液的作用，她逐漸好轉，當晚就被送回家了。儘管檢驗結果顯示她的體內沒有酒精或藥物殘留，某些醫生仍懷疑她可能吃了某種測不出來的東西，像是合成大麻或迷幻藥LSD。

在急診室裡，這名昏迷的年輕女子只對疼痛刺激有反應。她從下顎到腳仍維持僵硬，顯示出腦部嚴重受損；然而從電腦斷層看來，她的腦很正常。血檢結果也沒有異狀，只有和之前一樣在肝指數檢測上出現輕微異常。她的心跳加速，呼吸不順且不規律，因此急診室醫生幫她接上呼吸器（一種能幫助她呼吸的儀器），以確保她有足夠的氧氣。她被送進加護病房，投以廣效抗生素及某種抗病毒藥物，以防症狀是由感染所引起。

一名病人被送來時病情嚴重，甚至可說是性命垂危，而且幾乎沒有線索能透露發生了什麼事——這或許是醫生所面臨的最棘手病例了。這名年輕女子一抵達後，加護病房的醫生立刻替她做檢查，然而對於昏迷的起因還是沒能得到更多資訊。他們向神經內科、心臟科及感染科尋求幫助，那些醫生也一樣被考倒了。核磁共振檢查顯示這位女孩的腦部腫脹，正朝著頭骨的界線向上推擠。如果找不出腫脹的原因以逆轉情勢，她就必死無疑。

根據腦電圖的監測結果，這名病人的僵硬姿態有可能是癲癇正在發作所致，於是醫生立即投以抗癲癇藥物治療。然而，儘管癲癇停止了，病人卻未醒來，反而還開始惡化。她的眼睛起初還會對光線有反應，但現在瞳孔已變得固定且放大。當冰冷的水噴射進她的耳朵時（這種刺激通常會引起強烈的非自主反應），什麼事都沒發生，這表示她的大腦已經沒有在運作，就連最基本的層級都失去了作用。

醫療團隊將所有可能具鎮靜效力的藥物都停了下來，以確認這些藥物是否造成了上述的情況，然而結果並沒有差異。因此，在經過了徹底檢查與悉心照護後，這名女子在進入醫院的第八天被拔除了呼吸器。少了儀器的協助，她不再呼吸，團隊因而宣告她腦死。

為何會發生這種事？家屬一問再問，但負責照顧這位年輕女子的醫生們卻答不出來。她的腦部腫脹，而那就是她死去的原因。但除了這些基本的事實外，他們完全給不出任何解釋。

至於家屬，儘管悲慟不已，他們決定捐出這名年輕女子的器官。她的心臟、肝臟和腎臟找到了感激的受贈者。接著家屬便帶著他們孩子的骨灰回家，計畫將骨灰撒在一個他們所愛的地方。

在這名年輕女子去世的數周後，她的父親接到了來自「亞利桑那捐贈網絡」（Donor Network of Arizona）的電話：就在移植手術完成的幾天後，她女兒的肝臟受贈者也死了。震驚之下，移植團隊立即著手調查死因，結果答案出乎意料：他們的女兒，也就是肝臟的捐贈者，天生就有一種罕見的遺傳缺陷——她缺少能製造化學物質「鳥胺酸氨甲醯基轉移酶」（ornithine transcarbamylase，簡稱OTC）的基因。OTC是一種極為重要的酵素，功能是幫助肝臟分解蛋白質。蛋白質是肌肉的建構材料，像是吃肉或給予身體壓力（例如禁食或動手術）等簡單不過的事情，都會導致額外的蛋白質被釋放到人體系統內。當分解蛋白質的過程出了差錯，氨的毒性就會累積，進而攻擊神經系統和大腦。

高血氨症（用來表示血氨濃度過高的醫學名詞）通常發生的起因是肝臟因酒精或疾病而受損過度，以致連最基本的任務無法執行，包括分解蛋白質。針對肝衰竭的病人（通常是由肝硬化或肝炎所致），醫生會定期檢查血液中氨的濃度。但是有OTC缺乏症的病人通常肝沒什麼問題，只是無法做分解蛋白質的工作而已。而正因為肝臟在各方面運作正常，醫生不會聯想到高血氨症是昏迷或腦部腫脹的可能原因。如果當初檢查了這名年輕女子的血氨濃度，就會發現濃度很高，甚至有可能是正常的十倍。

OTC缺乏症不是唯一一個造成血氨濃度上升的罕見原因，其他疾病也可能是推手：有些是遺傳得來，例如OTC缺乏症；有些則是後天罹患，例如皰疹和某些癌症。鐵劑或抗癲癇等藥物也會導致血氨濃度升高。當找不到昏迷的其他可能原因時，簡單的血檢或許就能救人一命。而在這名年輕女子的案例中，甚至有可能救活兩條人命。

OTC的遺傳基因位於X染色體上：由於男生只有一個X染色體，因此若有這種基因異常，較可能會出現症狀；女生有兩個X染色體，因此若其中一個有缺陷，另一個通常能作為彌補。然而基於尚待釐清的某些原因，在對的環境條件下，例如吃了高蛋白的一餐或承受了巨大壓力（像是生病），女生身上也可能會表現出症狀，導致她們的血氨濃度竄升。三個月前，當這位病人身體不適且變得神智不清時，很可能就是遭遇了這樣的情況，而那就是釀成她和她的肝臟受贈者死亡的元凶。

在她的父母研究起OTC的過程中，他們認出了幾個曾出現在他們女兒身上的症狀。就和許多患有OTC缺乏症的人一樣，她的胃一直都不好，總是因為他們不清楚的原因而感到噁心或嘔吐。而且她幾乎不吃肉——她從沒喜歡過肉的味道。

其餘的家屬也針對OTC缺乏症接受了檢測，結果這名女孩的父親發現他也有相同的基因缺陷。這個發現為他解釋了許多現象，例如這說明了為何他有時會累到完全不想動，甚至不想講話；如今他相信他的無精打采是高濃度血氨所引起的反應。這些日子他都在服用某種營養補給品，以補充他的酵素無法自行生產的化學物質。此外，對於有可能導致血氨濃度上升的食物，他也是敬而遠之。

這些資訊來得太晚，以致無法挽回他們的女兒，不過或許其他人會覺得有所助益。至少她的父母是抱著這樣的希望。

曲棍球意外事件

這名醫生發現他二十歲的兒子癱坐在浴室的馬桶上。「又來了？」他輕聲問。這名年輕人點點頭，緩緩站起時眼裡閃著淚光。他把手深深壓向自己的腹部，就像是要把某個東西固定住似的。「越來越嚴重了。」

無助的感覺令這名父親不知如何是好。「把衣服穿好，」他突然對兒子說。如果他們趕去醫院，幸運的話，說不定能及時用X光照到引起疼痛的原因。這名年輕人已經照過好幾次X光，但沒有一次是剛好在發作的時候。然而過了一會，當他們安靜地走過醫院走廊時，他轉頭面向父親。「對不起，爸，」他說。「疼痛消失了。」就如同過去經常發生的狀況一般，腹痛的結束就和開始一樣突然。於是X光檢查的結果又是一切正常。

這名年輕人的父親是一位腸胃科醫生，數個月來，他一直在嘗試找出劇烈腹痛發作的原因。一想到自己有可能漏掉了某條線索，就令他倍感煎熬。他心想，是時候帶兒子去看看別的醫生了，於是便聯絡了他的老友兼內科醫生，安德魯．伊瑟瑞（Andrew Israel）。

伊瑟瑞看到這名年輕人從上次見面到現在，竟然瘦了那麼多，感到十分驚訝。當他擁抱他時，他甚至能感覺到單薄衣服下對方的脊椎隆起處。這名年輕人開始敘述過去三個月來，這不知從何而來的詭異腹痛是如何左右了他的生活。這是一種撕裂般的灼熱劇痛，總是發生在他腹部的左上側，而且來得很突然，經常是在他剛吃完東西後。這折磨人的腹痛會持續個數小時，然後毫無預警地消失，就像什麼事都沒發生過一般。最近，這種疼痛經常會伴隨著噁心和嘔吐。他試著不吃東西，畢竟那似乎是一種誘發因素，但後來，就連這麼做也不管用了。

這名年輕人稍作停頓，接著補充說，就在他第一次腹痛發作的幾天前，他在打曲棍球時受了傷。當時他和別人在冰上發生猛烈碰撞，結果他的球棍被狠狠擠進他的肋骨之間。儘管當時球棍是撞到他的右側，而這個奇怪的間歇性腹痛則是發生在左側，但他覺得這兩件事互有關聯。他沒有其他相關的病史，目前也沒有在服藥，不抽菸，偶爾會喝酒，平時運動量則相當充足。他已經見了數位專科醫生，也做了許多檢驗，包括血檢、一次電腦斷層及數次核磁共振，結果毫無所獲。

在體檢方面，這名病人的腹部柔軟，聲音正常。伊瑟瑞感覺不到腫塊，但主動脈的脈搏出奇地顯著。是因為這名男孩太瘦的緣故嗎？還是因為從心臟運送血液至身體其他部位的肌肉管出了什麼狀況？這會不會是馬凡氏症候群（Marfan syndrome，一種先天性結締組織異常）？這名男孩的身型就和有這種基因突變的人一樣，高瘦且手長腳長。在這種疾病中，有缺陷的結締組織無法承受主動脈的血壓衝擊，以致管壁結構經常變得脆弱而容易破裂。儘管看起來不太可能，但萬一是真的，一旦輕忽就可能釀成悲劇了。

還有別的可能嗎？——在做出困難診斷的過程中，這個問題是最重要的一環。還有可能是什麼病？病人的腹痛是在曲棍球意外後開始的，然而，伊瑟瑞看不出右側的傷和左側不斷復發的疼痛能有何關聯。小腸阻塞會導致一個人在進食後腹痛和嘔吐，但他怎麼會有阻塞的狀況？就成人來說，阻塞通常是手術後形成癒傷組織而造成的結果，導致小腸無法正常蠕動。不過這位年輕人並未動過任何手術。腎結石也會造成這種劇烈的間歇性腹痛，但如果他有的話，照電腦斷層時應該早就發現了。

伊瑟瑞告訴這位年輕人，他不確定是什麼造成他的腹痛，並建議他再照一次電腦斷層。他需要仔細看過其他檢驗的結果，才知道還需要做哪些檢查。看到男孩臉上的希望逐漸褪去，這名內科醫生著實感到痛苦——又一個醫生讓他失望了。

隔天，伊瑟瑞仔細檢視各項檢查的結果。電腦斷層正常，核磁共振正常。腸胃道鋇劑攝影檢查也很正常。血檢結果顯示沒有任何受感染或發炎疾病的跡象。若第二次電腦斷層也沒有任何發現，他不確定還能怎麼辦。

電腦斷層檢查預定在數天後進行。當這名病人開車去醫院做檢查時，他感覺到熟悉的撕裂、灼熱與噁心就要來襲。但這次，謹慎的樂觀態度彌補了疼痛數小時能帶來的恐懼。如果他們替他掃描時他還在痛，或許這一次就能照到腹痛的起因了。放射科醫生檢視了影像：主動脈沒有問題，但那是什麼？有一部分的小腸看起來比其他部分還要粗大，腸壁也較正常要來的厚，內腔幾乎完全被阻塞，顯示出這是腸套疊，也就是部分腸管套入了鄰近的腸腔內，在臨床上並不常見。這種情況很可能需要動緊急手術，因為腸管的異常套疊會阻礙血流，而當這種情形發生時，有可能會導致腸子壞死。在先前的腹痛發作時，小腸發生套疊後，一定是自己又解套了，進而緩解了疼痛並恢復了血流。但隨著每一次的發作，小腸的脆弱組織一再受傷，變得腫脹發炎後，會更容易再度發生套疊，也更難解開來。

在手術室裡，當外科醫生移除受損的腸段後，問題的根源變得清晰可見：這名病人有所謂的「梅克爾憩室」（Meckel's diverticulum）。這是一種常見的先天性異常，即卵黃管（在正常情況下負責提供營養給胚胎）因退化不全而形成殘餘物。在胚胎時期，卵黃管連接著即將成為臍帶的卵黃囊以及原始消化道中腸，通常在胚胎進入第二個妊娠三月期後就會消失。在這名病人身上，這個小指頭大小的組織皮瓣從未消失，且不知怎地妨礙了小腸的正常蠕動，導致腸套疊的情況發生。

通常在講解梅克爾憩室時，一定會提到「二的法則」（Rule of 2s）：這種異常疾患發生在百分之二的人口身上，但在那當中只有百分之二的人會有併發症，而且大多數有併發症的人年齡都不超過兩歲。沒有人知道這種常見的異常疾患（通常很容易被忽略），為何會突然開始造成問題。就這名病人來說，或許那場曲棍球碰撞意外傷到了他的小腸（有可能傷到了梅克爾憩室本身），進而引發腹痛。

在棘手的病例中，仔細觀察、謹慎思辨與嚴謹推論通常能導出一個適當的診斷。但有些時候，醫生必須要仰賴「疾病的進展」，以獲得解開謎團的機會。因梅克爾憩室而導致腸套疊的病人有可能得忍受數月，甚至數年，才能等到診斷出爐。正如這名年輕人的病例所示，這種疾病太過罕見，無法用常理推斷出來；發作時間又過於短暫，以致在腸道損傷惡化及病況變得危急之前，很難及時被揪出來。我經常聽到有人說，他運氣好比做對事情重要。然而遇到像這種罕見的疾病時，你真的需要兩者兼具。

到了怕丟臉的年紀

這名年長的女子在女兒家爬樓梯時，突然感到一陣噁心。自從前一天她從佛羅里達州出發、離開自己整潔的一室公寓後，就一直覺得不舒服。她在樓梯上彎低身子，發出了微弱的呻吟；她的臉色慘白，珊瑚粉的唇色也已褪去。「親愛的，我真是抱歉，」當她女兒跑進走廊時，她這麼對她說。「我吐在妳的樓梯上了。」儘管難為情，她承認自己從前一天早上開始，不論吃什麼喝什麼都會吐。她曾想過不要來，但她都九十三歲了，還剩下幾個聖誕節能和自己的女兒及孫子們作伴呢？「我一直想著嘔吐的情況會自己停止，但事實卻不是如此，」她解釋。

「媽媽，妳真是的！」較年輕的女人一面輕聲責怪母親，一面攙扶她上床，並迅速檢查她的血壓。血壓很高：兩百／八十（正常值是小於一百二十／八十）。她立刻聯絡母親在佛羅里達州的醫生，結果對方要她帶母親到急診室去。

那天傍晚，班・馬歇爾（Ben Musher）醫生聆聽著第三年住院醫生拉德西卡・瓦拉達（Radhika Varada）向他簡報病人的情況：九十三歲的病人，有高血壓、肺氣腫與腎臟癌病史，在經歷兩天的噁心、嘔吐與昏睡後來到急診室。瓦拉達回顧了急診室內科醫生所收集的數據資料，然後帶馬歇爾去見這位病人。馬歇爾注意到對方看起來比她的高齡歲數要年輕許多。他簡單敘述了自己對她的了解，而她並沒有多作補充。

這兩位醫生一起為這名病人進行檢查（瓦拉達在這名病人入院時已為她做過一次）。她的血壓依舊很高，但不像是在家裡的時候那麼誇張。她的腹部柔軟，因為嘔吐的關係有點痛，除此之外並沒有異狀。腹部斷層掃描沒有發現什麼，只有照到她少了左邊的腎——那是四年前她被診斷出癌症後移除的。胸部X光結果也很正常。最引人注目的發現是來自某些例行性的血檢報告：這名病人血中的鈉離子（血液化學的基本組成元素）濃度低得危險。

急診室裡的醫生將這名病人的「低血鈉症」（hyponatremia）歸咎於連日的嘔吐，以及隨後發生的脫水現象。他們開始替她緩慢施打靜脈輸液。確實，脫水是引發低血鈉症的最常見原因，特別是對於像她這樣持續嘔吐或有腹瀉症狀的病人來說。然而，儘管這是個合理的假設，但馬歇爾不認為這就是正確答案。體檢結果並不支持脫水的診斷：她的血壓很高，心跳速度正常（脫水的話心跳通常會很快），尿液較稀（體內缺水的話尿液應該會非常濃）。考慮到這些證據，馬歇爾認為嘔吐是低血鈉造成的，而非反過來講。不過導致低血鈉的原因又是什麼呢？

馬歇爾將焦點擺在對年長女性來說最有可能的原因。首先是藥物。許多常見藥物都會造成低血鈉的情況，而這名病人恰好正在服用許多種藥物。這兩位醫生仔細瀏覽過這名病人用整齊字跡寫下的藥單，但沒有一種藥物會造成低血鈉。某些與荷爾蒙系統有關的罕見疾病會造成低血鈉症：愛迪生氏症（Addison's disease，因腎上腺停止分泌皮質而引發）會導致身體流失鈉離子，甲狀腺激素過少也可能會降低鈉離子濃度。簡單的血檢就能查出上述的任何一項是否為原因。不過最令馬歇爾擔心的是癌症的可能性。這名病人的嚴重菸癮使她有罹患肺癌的風險，而肺癌也可能會造成低血鈉症。肺癌細胞會製造出一種荷爾蒙，而這種荷爾蒙會模仿人體自行製造的保水荷爾蒙。當這種保水荷爾蒙（稱為抗利尿激素）分泌過多時，就會導致腎臟的水分滯留。他們還需要更多研究才能作出診斷。在此同時，他們先停止輸液，並指示病人限制水分攝取，讓她剩下的腎臟有機會恢復鹽分與水分的平衡。

隔天一早在巡視病房時，這兩位醫生停下來察看他們九十多歲的病人。她覺得好多了，她說。她看起來也的確如此：她將白髮梳理成時髦的髮型，並塗上了口紅。她的血鈉濃度也提升了，儘管仍舊遠低於正常值。其他的血檢（目的在檢查甲狀腺和腎上腺）結果都正常。當馬歇爾思考著下一步該怎麼做時，這名病人的女兒向他走來。母親看起來好多了，她本人也這麼說——所以她真的好轉了嗎？今天是聖誕前夕，她有可能回家和家人一起過節嗎？

馬歇爾遲疑了。此刻，他直覺認為她的低血鈉症最有可能是癌症所致。她需要進行檢查。另一方面，聖誕節到了——就算她留下來，真的能有任何進展嗎？

在告知她女兒要限制她的水分攝取量後，馬歇爾讓這位病人回家了。「如果真的是肺癌，這很有可能會是她和家人度過的最後一個聖誕節，」他向我解釋。他鼓勵這名病人在回到佛羅里達州後，繼續到她的醫生那裡回診追蹤；他們還需要去判定症狀的起因。

四天後，這位母親和她女兒回到了急診室。聖誕節一切都好，但現在這名病人又開始覺得不舒服了。她的血鈉值已有進步，但仍舊非常低。瓦拉達醫生用微笑迎接他們。「我們來看看這次是否能找出病因。」她仔細審閱急診室所收集的數據資料，然後再次將注意力轉向病人的藥物清單。「還有任何藥物、草藥或非處方用藥是妳正在服用、但沒列在上面的嗎？」她又問了一次。這名年長的女士想了一會。「我不確定那個新的藥有沒有在清單上，」她試探地說。她不知道藥的名字。她的泌尿科醫生開給她那個藥，這樣她就不必一個晚上起床上廁所三到五次。她試了以後，發現不喜歡吃藥後的感覺，就沒再繼續吃了。然而這趟旅程中她決定再嘗試服用；如果住在她女兒家時，晚上不用一直起床，會比較方便，她這麼解釋。

這名病人別過頭看向其他地方。她女兒不知道她有這個問題，但對於母親沒告訴她這件事，並不特別意外。她的母親總是盡可能掩飾變老所帶來的影響，甚至連自己的女兒都不願透露。她立刻打電話給待在家中的丈夫。在比對了母親行李中的藥物和清單上的那些後，犯人馬上水落石出。罐子上的標示寫著DDAVP——這是一種人工合成的抗利尿激素，會使身體留住水分。在面對這種行為能力良好的年長病人時，這兩位醫生忘記了老年醫學的一條基本原則：當談到藥物時，要信任對方，但查證的工夫也省不了。

最近我和這名病人聊到她在聖誕節的緊急醫療事件，她幾乎不記得了。「這整件事就像是在做夢一樣，」她告訴我。這反映出電解質失衡很可能對她的大腦造成了嚴重影響。過了數周後，她才又恢復正常。她很氣自己沒把那個藥列在清單上，對於開藥的醫生沒告知她這個極其常見的副作用，也同樣感到惱怒，但她只是輕描淡寫地帶過。「噢，你也知道，就只是年紀大了，」她告訴我。「我不知道變老會是這麼回事。你覺得自己還是同一個人，但你其實已經變了。而當你忘記這點時，什麼都會出差錯。」

痛到不行

尖叫聲劃破了陰暗的公寓。「媽咪，媽咪，媽咪！」這名女子跳下床，衝過走廊，趕到她女兒的房間。她迅速又安靜地移動到這個仍躺在床上、蓋著花朵圖案拼布被的九歲女孩身邊。

「好痛噢，媽咪。真的好痛。」

「我知道，寶貝。我知道。」這位母親小心翼翼地跪在床邊，確保自己不會撞到床墊。她從經驗中學到，任何震動都會使身體的嚴重疼痛變得更糟。當她用手撫摸女兒的厚實捲髮時，可以感覺到她皮膚的熱度，知道她發燒了。在接下來的幾分鐘內，她會給這個孩子一些泰諾，並且在她翻騰的胃上方敷一條熱毛巾。她不確定這些儀式是否會有幫助，然而當她眼睜睜看著她的寶貝一次又一次受苦時，做這些多少能幫她對抗無助的絕望感。

她的女兒總是能知道胃痛是否正在醞釀發作。那天吃完晚飯後，她去找她的母親。「要開始了，」她低聲說著，一面把身子擠進母親的腿上。她的臉色慘白，嘴唇幾乎沒了血色。她帶女兒上床休息，然後和她的丈夫一起等待。或許這次會有所不同。但結果還是一樣。

這些神秘的發燒和胃痛發作是在兩年前開始的。當時是在他們大兒子的九歲生日派對上，而他們的女兒才剛上一年級。母親以為第一次發作是因為興奮、焦慮，或是她在學校被傳染了什麼病所導致。她女兒當時還有辦法吃一些生日蛋糕，所以她也沒放在心上，直到三周後同樣的事又再度發生。直到隔年，每隔三至四周，小女孩就會發燒和經歷這些奇怪又嚴重的胃痛。她沒辦法進食，也幾乎無法喝水。疼痛發生的位置通常是在右側。這個孩子用過各種不同的說法形容這種痛，像是劇痛、絞痛或悶痛。有時她還會覺得噁心想吐。她會曲著身體靠右側躺著，呼吸起伏是唯一看得到的動靜。一小時後（有時二至三小時），疼痛似乎開始減緩，而她也不知不覺地睡著。過了一至兩天，她就會恢復正常，直到下一次發作來襲。

她的小兒科醫生被難倒了，於是將這個孩子送到一位腸胃科醫生那裡。當他也無法查出病因時，她的母親找上了喬瑟夫・勒維（Joseph Levy）醫生，紐約大學醫學院的小兒腸胃科主任。他用內視鏡檢查她的腸胃，以找出這些難熬的疼痛發作原因。這會不會是乳糜瀉？潰瘍？克隆氏症？檢查結果否定了這些猜測。

唯一一項異常檢驗結果是紅血球沉降速率的升高。這項檢驗是根據紅血球下沉至試管底部的速度，以衡量是否發炎。檢驗結果顯示有發炎的情形，但無法透露出是在哪個部位或發生的原因。勒維也針對狼瘡為病人進行檢驗，那是這個年紀的女孩最常有的慢性發炎疾病，結果為正常。勒維稱這名女孩為他的小小謎團，並繼續為尋找答案而努力。

她的母親自己也開始進行調查。她上網到處貼文，將女兒的症狀描述給每一位她所知道的醫生。有一次，她向自己的內科醫生概述了這些症狀，終於換來了一絲希望。在聽到這些規律性發燒與胃痛的相關描述後，他馬上說：「聽起來很像是家族性地中海熱（familial Mediterranean fever）。」他從未親眼見過這種疾病，而是根據他在醫學院所學認出了疾病的型態。這位母親立刻打電話給勒維。

勒維向她表示他很熟悉這種疾病。這是一種遺傳性疾病，通常發生於地中海地區的族群。他曾在以色列受訓，家族性地中海熱在那裡很普遍，而她女兒的症狀並不符合他所認知的該疾病定義。他告訴她，患病的孩童會發高燒，而且腹部會因疼痛而僵硬。這種疾病經常被誤判為闌尾炎，也因為如此，許多小孩在醫生弄清楚診斷前就被送進了手術室。他曾在她發作時為她做過檢查，儘管不確定她得的是什麼病，但他很確定不是家族性地中海熱。這位母親可以感覺到淚水刺痛雙眼。答案肯定就藏在某處吧！

那年冬天，這名病人的腹痛持續發作，每隔數周就會發作一次。後來她的右腳踝也開始痛。如今第二次的狼瘡檢測結果為異常。根據這項發現，勒維將這個女孩轉介給另一位醫生：這次是小兒風濕科的麗莎・伊曼多（Lisa Imundo）醫生。

在她的辦公室裡，父母和女兒再次重述他們的經歷，伊曼多則邊聽邊做筆記。她詢問是否有其他的關節疼痛。確實，其他地方也出現了各種疼痛（多半是在膝蓋），但過去幾周以來，疼痛已移轉至腳踝。這名母親並未向勒維醫生提到這件事，是因為她女兒有運動的習慣，而她一直以為這些疼痛是由一些小傷所致。曾接觸到任何蜱蟲嗎？伊曼多繼續詢問。有，他們有一棟房子，就位於鹿蜱出沒的地區。

在體檢方面，伊曼多注意到這名病人稍微過重，而且很容易焦慮。她的腹部柔軟，腸鳴音聽起來很正常，也沒有腹部壓痛的情形。她的腳踝很痛，轉動的幅度有限，但並沒有紅腫的現象。最後，伊曼多訂出了她的計畫。由於第二次檢測的結果顯示她可能有狼瘡，因此她將抽血送驗，看看是否能找到任何證據，證明她患有這種難解的自體免疫疾病。雖然在她身上看不到典型的臨床表現，但狼瘡的症狀本來就千變萬化。萊姆病也是其中一種可能，儘管機率較低；胃痛並非其典型症狀，但游移性關節痛是。

「有可能是家族性地中海熱嗎？」這名母親想知道她的內科醫生猜測的是否正確。這種疾病的特徵的確是腹痛，伊曼多解釋。而且患有該疾病的病人在發燒與腹痛發作前後，表現完全正常。不過這個孩子在健康時所做的血檢結果異常，這點倒很罕見。但她還是告訴他們，近來針對該罕見遺傳疾病，已發展出一種新的檢驗方式，他們可以做做看。

抽血化驗的一周後，勒維聯絡了這名母親。「我錯了，」他劈頭就對她說。「妳的女兒確實有家族性地中海熱。」她和她丈夫一定是各帶有一個突變基因，他解釋。攜帶者只有一個突變基因，並不會表現出症狀，但卻有可能將突變基因都傳給自己的孩子。在遺傳了兩個突變基因後，身體會製造出一種稱為pyrin蛋白質的變異版本。pyrin蛋白質對於調節免疫系統來說十分重要。由於這種變形的蛋白質出現，導致原本應該保護身體的白血球軍團反應過度，進而引起發炎、疼痛和發燒。腹部和關節是最常發生疼痛的地方，但肺部和心臟也有可能受到影響。一種名為「秋水仙素」（Colchicine）的藥物能抑制某些種類的發炎現象，因此能用來預防多數的發作情況。

隔天他們便開始讓女兒服用秋水仙素，結果疼痛就和來的時候一樣，走得也很唐突。這場惡夢終於結束，而那已經是七年前的事了。最近這名母親告訴我，只要她女兒持續服藥，發燒和胃痛就不會來騷擾她了。

我問勒維當初為何如此確信這個孩子沒有家族性地中海熱。他向我解釋，家族性地中海熱一直都屬於臨床診斷（指根據病人的症狀與體檢結果做出診斷），直到最近才有所不同。突變基因的鑑定及檢測的後續發展改變了醫生對此一疾病的認識，而該項檢測是在為這位病人診斷時才剛問世，勒維這麼告訴我。在醫學上，唯有當我們利用可靠的檢驗辨識出疾病後，才能真正對該疾病有所認識。「我們從檢驗中學習到的是，疾病的表現存在於一整個光譜之上，」勒維說。「之前，我們只能找出如今已知為光譜中最極端的那些疾病形式，也就是冰山一角而已。但現在，我們能找出剩下的所有形式了。」

肚子挨了一刀

「我快死了，」這名五十七歲的女子低聲呢喃。儘管她的兩位姊妹就坐在她的床邊，還是得豎起耳朵才能聽見她說話。「我能感覺到自己的生命將盡。」大姊告訴她，她們要帶她去醫院了，只不過不是那間她已去過太多次的醫院。

這名病人多年來身體狀況都不太好。她的類風溼關節炎太過嚴重，而且不論吃什麼藥似乎都沒用，以致她在十年前不得不從看護的工作退休。儘管如此，關節痛至少還有辦法忍受。但過去數年來，她又多了一種新的疼痛，劇烈的程度令她苦不堪言：每次她一吃東西，就像是有一把刀刺進她的肚子。由於她沒有健保，因此她總是試著自己解決問題。

不論何時，只要她一吃東西，肚子就會開始痛。而當她吃麵包或義大利麵時，狀況似乎又更嚴重。她的症狀表現完全符合乳糜瀉的診斷：在此一疾病中，麩質（存在於小麥和黑麥等穀物中的一種蛋白質）會觸發身體的免疫系統，使其攻擊吸收營養的腸胃道內壁。攝取含有麩質的食物會破壞腸子的吸收能力，造成疼痛、腹瀉及營養不良。話雖如此，但即使她嘗試避開麩質（這不容易，因為幾乎所有食物裡都有這個東西），疼痛還是沒有消失。

在短短幾個月內，她的胃開始無時無刻都在痛。而且除了進食後出現的劇痛之外，在那前後還多了一種悶悶的痛，就好像腸子的位置被揍了一拳後逐漸復原的感覺。不論她有多麼注意飲食，一天都還是會腹瀉個十幾次，而且每天皆是如此。症狀開始的第一年，她就瘦了五十磅（約二十二公斤）以上。

在熬了數個月後，她虛弱到幾乎無法行走。不論有無保險，她都得去醫院一趟了。在急診室裡，導致她虛弱無力的原因很快就被查了出來：她有嚴重貧血，而且鉀離子（一種必要的電解質）濃度低到危險。血鉀對於肌肉細胞的運作而言，是不可或缺的物質。

一旦她接受輸血治療和補充鉀離子後，急診室醫生的首要之務，就是查明她為何會有這些症狀。身為已退休護理人員的她向醫生們表示她懷疑是乳糜瀉，而他們也認為聽起來很合理。

乳糜瀉若未經治療，可能會引發嚴重的營養不良。一位腸胃科醫生用內視鏡檢查了她的胃和十二指腸，發現絨毛（在正常情況下佈滿小腸內壁的指狀突起物，用於吸收絕大部分的營養物質）變得平坦，而這類腸道受損的最常見原因就是乳糜瀉。

醫生囑咐她要避免食用一切含麩食品，而這個消息真的很令她沮喪，因為她一直都很努力避開麩質。沒錯，腸胃科醫生也明白要維持這種飲食方式有多困難，但這是預防這類毀滅性破壞的唯一方式。

然而，不論她有多嚴格控管飲食，症狀依舊持續存在。醫生們指責她沒有老實遵守飲食限制。「不遵從醫囑」（noncompliant）是他們的用語。她無法想像麩質到底是從哪偷渡進入她的體內，畢竟她只吃肉和蔬菜。然而疼痛和腹瀉的情況仍舊持續。她的體重已掉到七十五磅（約三十四公斤）；當她費勁地經過浴室鏡子向馬桶走去時，甚至快認不出自己了。

在她最後一次去醫院時，醫生們告訴她是心臟病發，也可能有中風。如果她不更努力控制飲食，他們也無能為力。於是她返回家中——要是免不了一死，她可不想死在醫院裡。她躺在長沙發上，虛弱到無法為自己做任何事。她的兒子和姊妹輪流為她盥洗、穿衣和餵食。她必須要靠人將她抬到移動式坐便器上，而馬鈴薯泥是她唯一吃得下的食物。她就快不行了。

一大清早，她的姊妹就說服她讓她們送她去南阿拉巴馬大學的醫學中心，地點就在莫比爾市（Mobile），只需要花一小時就會到。海瑟．費雪爾（Heather Fishel）是受訓第二年的住院醫生，當她向這名病人自我介紹時，對方還在急診室裡。躺在床上的這名女子看起來比五十七歲還要老很多。臉上的皮膚又薄又蒼白，令人幾乎能看見底下的骨頭。

急診室的醫生早已判定這名病人又是嚴重營養不良，因此即使費雪爾還沒到場，就已經在替她進行靜脈輸液和補充鉀離子。當費雪爾想詢問更多關於她的經歷時，這名病人不耐煩了起來：「我已經跟急診室醫生說過了。你們都不會交換資訊嗎？」這名病人只願意告訴她自己得了乳糜瀉，以及這場病就快要了她的命，即便她採行無麩質飲食也徒勞無益。

當這名病人的活體組織切片送至實驗室時，萊昂內爾．馬都納多（Leonel Maldonado）是當時值班的病理科住院醫生。他也同樣注意到病人的腸絨毛平坦，很明顯是乳糜瀉的特徵。不過他還注意到了其他事情。就在腸壁表層之下，他能看見不屬於那裡的細胞：這些是巨噬細胞，也就是免疫系統的巡邏車，任務是捕獲入侵的細菌，強行帶走後將其消滅。這些白血球細胞正因為某種無法清除掉的東西而膨脹。會不會是肺結核？某種未經察覺的癌症所產生的組織殘渣？還是某種細菌？為何這些白血球的獵物沒有被消滅呢？馬都納多努力嘗試解開謎題，按部就班地一次進行一項檢測。

兩周後，這名病人已恢復到能夠回家了，但她的診斷還是沒有出爐。而且她餓壞了；她發現只要她不吃就不會腹瀉，於是便拒絕進食。

但就在她出院的兩天後，馬都納多有了答案。存在於巨噬細胞內的是一種奇怪的細菌：她得的是一種名為「惠氏病」（Whipple's disease）的疾病。這種病症最早是在一九〇七年時由喬治・惠普（George Whipple）所描述。當時他正在照顧一位醫生同僚，對方的症狀包括體重大幅下降、腹瀉和關節炎。當這個人死亡時，惠普從活體切片中注意到泡沫化的巨噬細胞，裡面充滿了一種後來被命名為「惠氏壺菌」（Tropheryma whipplei）的細菌（該學名取自希臘文trophe和eryma，意思分別是「營養」和「障礙」，用以表示這種疾病的特徵：營養吸收不良。）

惠氏壺菌存活於幾乎任何地方的土壤當中，但很少會引起疾病。高達七成的健康人口擁有能對抗這種細菌的抗體，而這也表示多數人通常能成功抵禦感染。一般認為那些發展出惠氏病的人具有某種免疫系統的缺陷，使惠氏壺菌得以伺機而入。在被巨噬細胞捕獲時，這種病菌會以某種方式解除該細胞用來消滅獵物的內建機制。治療這種感染的方法是投以一年份的抗生素。一旦醫療團隊得知診斷結果後，立刻打電話到病人家中。她的兒子說她不在家——她正在醫院看一位心臟科醫生，以追蹤她的心臟問題。他們找到她後，隨即安排她入院開始治療。在施用了十幾次的抗生素後，她的胃口逐漸恢復，幾天內就能進食而不再覺得想吐了。

復原之路既漫長又艱辛。由於她太過衰弱，因此花了超過一年的時間，才恢復到她認為的正常生活。然而最後她終於能歸還借來的輪椅，並且把助步車給收起來了。她也能不用拐杖行走，但仍舊無法走太遠。對於自己的瀕死經歷她感到驚奇，心想假設她沒有告訴醫生她自己的診斷，是否還會花那麼多時間才好起來。

他們告訴我這是罕見疾病——當我最後一次聯絡她時，她這麼對我說。然而這真的有那麼罕見嗎？又或者只是很少人去探究這種病？她道出了自己的疑惑。

這真是個好問題。

「文」突然生病

「媽咪，我好害怕。告訴我該怎麼做。」孩子的母親抬頭看著她八歲大的女兒。「一切都會沒事的，」她說。「去找人幫忙就行了。」

這名女子目視著她的女兒離開公共廁所，也就是她現在躺著的地方。她和女兒來到這間店裡，想買一些新毛巾。沒想到一進店內，這位母親就開始覺得熱和頭暈。她心跳得很厲害，感覺好像隨時都會吐出來。於是她抓著女兒的手衝向廁所。一進到裡面，她突然覺得自己就要暈過去了，隨即癱倒在廁所的地板上。也就是在那個時候，她請女兒去外面尋求協助。

終於，一位店員牽著這個小女孩的手進入廁所。這個女人記得的最後一件事，就是店員看到一位中年女子躺在一灘血便中的驚恐表情。

當救護員抵達店內時，這個女人已失去了意識。她的心跳加速，血壓低得嚇人，於是被緊急送往耶魯大學附設紐黑文醫院的急診室。

然而等她到了的時候，她的血壓已經上升，心跳速度降了下來，直腸出血的狀況也停止了。體檢未發現任何異狀，所有檢測結果也都正常，只有一個不尋常的重要發現：她的血液似乎喪失了凝固能力。如果這個問題持續存在，即便是輕微割傷或擦傷，也會令她身陷流血致死的危險當中。

這名病人告訴急診室醫生，她的醫療問題只有偶爾因焦慮引起的恐慌發作，以及最近因此而開始服用抗憂鬱藥物。她不抽菸，很少喝酒，是個上班族，已婚且有兩個小孩。她一直都很健康，直到將近兩年前，與這次完全相同的情況發生在她身上：某天，她突然經歷了原因不明的出血性腹瀉，血壓驟降且失去了意識。後來在她到達醫院後，醫生們發現她的血液無法凝固。

蘇珊・拉加德（Susanne Lagarde）是一名腸胃科醫生，受醫療團隊之託來見這名病人，以協助調查直腸出血的原因。拉加德自我介紹後，迅速回顧了這起店內意外的前因後果，不過她也想知道上一次發生相同情況時的相關細節。當時醫生是否曾找出血液無法凝固的原因？沒有，這名病人回答。急診室醫生查不出原因；隔週她又見了血液科醫生（血液疾病的專科醫生），結果血檢完全正常。

拉加德建議她做大腸鏡檢查，也就是用一支小型攝影機去觀察大腸的組織變化，以判斷病人為何會出血。出血性腹瀉最常見的原因，就是大腸的脆弱組織出現了發炎的情形。這有可能是由感染或潰瘍性結腸炎與克隆氏症等疾病所致——後者是一種自體免疫疾病，指的是原本應保護身體抵禦病原體入侵的白血球，反常地攻擊完全正常的細胞。

然而，當拉加德透過內視鏡觀察時，並未看到上述的任何可能情況。結腸的脆弱內壁雖有數個地方受損，但看起來像是因為缺乏攜帶氧氣的血液，導致腸道細胞受傷；而缺乏血液則是因為血壓過低的關係，這也是造成病人失去意識的原因。換句話說，這不是消化道的問題。由於無法凝血，受損組織滲出的細小血滴因而演變成血流。所以究竟是什麼造成低血壓加上凝血困難的情況？某些嚴重感染有可能會導致兩者同時發生，但沒有任何跡象顯示她有感染的情形。肝素（heparin）這種藥物也會造成短時間的抗凝血作用；這是一種靜脈注射藥劑，用來治療危及病人健康的血栓。蓄意濫用該藥物似乎不太可能，拉加德也無法想像有任何的意外接觸發生。不過有件事似乎再明顯不過：不管這個已發生兩次的狀況是怎麼回事，在它再次發生之前，這名病人需要取得診斷結果。

對醫生來說，或許他們手邊最有力的診斷工具，就是一支電話和一位朋友。拉加德立刻想到湯瑪斯‧達菲（Thomas Duffy）醫生。達菲在她認識的醫生當中，算是絕頂聰明的一位，而且他是血液科醫生。拉加德聯絡上他後，很快向他簡單說明了這個病例：一位中年女子有兩次低血壓和暫時喪失凝血能力的發作經歷——對此他有任何想法嗎？

電話中雙方靜默了片刻，接著達菲開始闡述他的想法。凝血問題聽起來的確很像是由肝素所造成，但人體內有一種白血球細胞也會製造肝素，稱為「肥大細胞」。這種細胞還會製造另一種叫做「組織胺」的化學物質，大量釋放時可能會導致血壓偏低，也就是這名病人的另一項奇怪症狀。在正常情況下，這些肥大細胞主導的是過敏反應，包括皮膚泛紅、發癢和出疹。（當我們過敏時，會服用抗組織胺藥物以阻擋這些化學物質。）而當組織胺激增時，就會發生過敏性休克；這是最嚴重的過敏反應，會造成血壓驟降、心悸、噁心及腹瀉——而這些也全是這名病人所表現出來的症狀。

「我認為這名病人極可能患有『全身性肥大細胞增生症』。我想不到還有什麼能造成這種不尋常的症狀表現，」達菲以他言簡意賅的說話風格提出看法。全身性肥大細胞增生症是一種罕見疾病，特色是身體會累積過多的肥大細胞。當肥大細胞接觸到某種刺激物時，會將它們所儲存的大量組織胺（在極少數情況下還有肝素），全都棄投到血液中，造成過敏性休克和無法凝血的情況發生。某些藥物經證實會促使肥大細胞產生此一反應，而在來到醫院前，這名病人才剛開始服用一種抗憂鬱藥物；在上一次發作之前，她是否也在服用任何藥物呢？

拉加德趕緊回去詢問病人。是的，這名病人答道，在上一次發作前，她同樣也剛開始服用另一種抗憂鬱藥。拉加德向這名病人解釋達菲有關全身性肥大細胞增生症的推論。這種細胞異常增生的現象目前無解，但透過使用抗組織胺藥物和避免易引起發作的藥物，病人還是能控制他們的症狀。

達菲替這名病人做進一步檢查，因為他能以血檢和骨髓切片的結果確定診斷。從那時起，這名病人一直都很謹慎地避開所有抗憂鬱藥物，但她偶爾還是會出現心跳不規律和反胃的情形，而這些症狀顯示出她的肥大細胞基於某種原因正在作用。遇到這種情況，她就會服用她的抗組織胺藥，迅速中和掉體內的組織胺以解除症狀。

回想起來，這位病人說她的這些症狀已斷斷續續了好多年：她會感覺到心臟和胃變得躁動不安，也會變得頭昏眼花，有時甚至還有些神智不清。她的醫生都以為這些是對壓力的過度反應，也就是恐慌發作。「我不相信這種說法，但是當太多人對你說了相同的話以後，你不得不認為他們是對的，」她說。「我試過各種方法──瑜珈、冥想、運動。」沒有一項有效。她笑了笑，接著補充說，她現在知道自己真正需要的，是正確的診斷和抗組織胺藥物。

第三部

頭痛

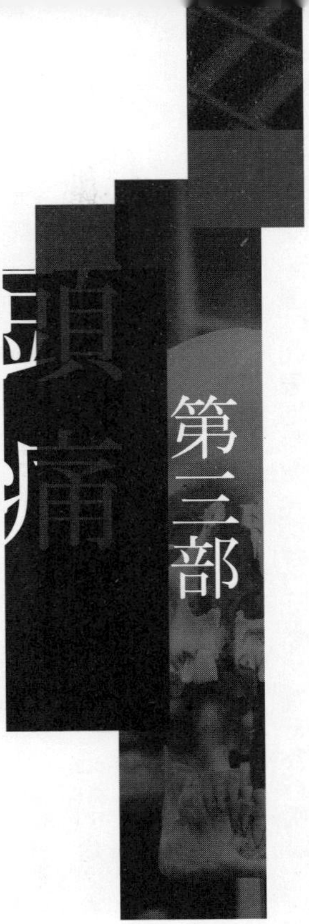

視力變化

當車子橫跨舊金山海灣大橋（San Francisco's Bay Bridge）時，這個六十三歲的男人正在後座睡覺。他的妻子安靜地坐著，想著三十八年前和自己結婚的這個人，竟改變了這麼多。女婿願意再次開車載他們去見另一位神經科醫生，令她充滿感激。

一切是從去年的頭痛開始的。起初只會偶爾發作，而他會注意到，只是因為平時他不太會頭痛。後來，疼痛的程度變強了。他告訴她，那種感覺就像有人想由內向外穿破他的頭骨。發生的位置大多是在右後側，但不知怎地整個頭都會跟著痛。躺下會舒服點，彎腰則是一大折磨。

在接下來的幾個月內，頭痛從時而發作轉變為幾乎不間斷。他不是個愛抱怨的人，因此，只有在他變得比往常安靜時，他的妻子才會察覺到他正在頭痛。不過有一次，他痛到最後竟倒在浴室的地板上，臉貼著冰冷的磁磚，甚至因為太難受而哭了出來。

平常替他看病的醫生很是擔心。到了他這個年紀才開始有頭痛，這並不尋常。她安排他去做核磁共振檢查，結果照出的影像明顯異常。通常在磁振成像上，腦膜（也就是圍繞大腦四周的堅韌組織）顯現為一條有起伏的細線，而他的卻是凹凸不平的粗線。於是她將他轉介給一位神經科醫生。

核磁共振的結果顯示有某樣東西滲入了大腦內層，神經科醫生對他們說。他安排了第二次檢查，結果甚至更糟。這也許是某種感染或癌症，但不論是血檢或脊髓液檢查，都沒有偵測到任何一種可能。

儘管如此，這些檢查的結果並不正常。這會不會是類肉瘤症（特徵是發炎細胞會聚集形成微小的細胞團）？或是由免疫系統自我攻擊所引起的其他發炎疾病？神經科醫生又將這名病人轉介給加州大學舊金山分校（University of California, San Francisco，簡稱UCSF）的醫生，同時也是一位罕見腦部發炎疾病專家。

在這些會診的過程中，這個男人的妻子開始注意到丈夫的細微變化。他一向不愛說大話，但這些日子以來，每當她問他問題，他都只是哼個一聲或聳聳肩，好像很不以為意的樣子。他也變得比從前笨拙，走路或開車時會往右偏。過去他在家裡總是井然有序，然而最近，她發現他會把鍍銀餐具和普通餐盤擺在一起，也會將他的毛衣錯放在她的抽屜裡。

她的丈夫是位畫家。最近他開始改用油彩作畫，以較為陰沉晦暗的色調描繪田園風光。她擔心他的感知能力在改變。最近一次去大型零售店時，他轉頭對她大聲嚷嚷：「唉，他們改了這裡的陳列。」她掃視了一下四周，看起來並沒什麼不同。「走道是斜的，」他邊說邊用手指向右邊，彷彿他們是朝著那個方向走。走道並不是斜的，她提出反駁，但他沒有回應。

那位UCSF的醫生不認為這是類肉瘤症，但也不確定這會是什麼。他安排了第三次核磁共振，並將重點放在大腦血管，結果照到的影像雖然也不正常，但還是不清楚成因為何，又是從何而來。他又將這名病人轉介給另一位神經科醫生韋德·史密斯（Wade Smith），其專長為中風和其他腦部血管疾病。

正因如此，這對夫妻加上女婿的三人組合再度跨越海灣大橋，前往UCSF與這位新的醫生會面。史密斯將那些有關醫療歷史、如今已聽到滾瓜爛熟的問題都問過一遍後，加了一個從未有人提出的問題：

你從耳朵聽得見自己的心跳嗎？這名病人顯得十分驚訝。聽得見，他說。史密斯接著將聽診器放在病人的右眼瞼上聆聽。過了一分鐘，他又將聽診器移到病人耳朵後方。他說，我能聽見你所聽見的聲音，我想我知道你得了什麼病。

當病人能從耳朵聽見自己的心跳時，就表示他們有所謂的脈動性耳鳴。這種情況之所以發生，通常是因為血液湍流的聲音大到病人（甚至有時包括身旁的人）能聽得見。一般而言，血液湍流是由造成頸動脈變窄和扭曲的阻塞所引起，但任何干擾到耳朵附近血流的因素都有可能是成因。

史密斯解釋，之所以會有頭痛、聽見心跳和其他一切問題，都是因為粗厚的肌肉動脈和較狹窄纖弱的靜脈之間，連結出現了異狀。

這些異常連結稱之為「瘻管」❶，基本上會切斷進出該區域的血流，導致一切運作變得緩慢。這就好比是從繁忙的洲際公路，改向到一般的住宅區街道。所有事物都陷入停頓，直到瘻管修復前，流量有可能會持續回堵，充血也可能會擴大到更寬廣的範圍。回堵的情形會增加靜脈內的壓力，進而提高出血的風險。

史密斯進一步指出，這種瘻管相當罕見，儘管有可能是天生缺陷，不過就成人而言，較有可能是後天的創傷所致。這個人的妻子點了點頭。她告訴醫生，她和丈夫十年前曾發生一次嚴重意外，被一名車速太快的酒醉駕駛撞到，導致他們的車翻覆到高速公路外，撞上了一棵樹。她的丈夫猛地遭安全氣囊向上重擊，力道之大導致其胸骨碎裂，心臟也受了傷。意外發生後，這名病人開始聽見腦袋裡有心跳聲，而且大多來自右側。他向他的醫生詢問此事，結果她表示這種情況頗為常見（確實如此），要他放心。

於是他就沒再提及這件事，也從沒有人問過他，直到現在。

這位醫生解釋，硬腦膜有廔管的病人通常會有頭痛症狀，有時也會出現脈動性耳鳴。然而這個人也有其他症狀：他的感知起了變化，這點他的畫作和開車方式都能佐證。他的說話和思考速度也變慢了。這些新的症狀意味著充血和血流不順的情況，如今已越過腦膜延伸至大腦本身了。

修復受損的脈管系統是一項棘手且艱辛的工作。范・海爾貝克（Van Halbach）是UCSF的醫生，專精於這類手術。他將細導管放入這名病人大腿上方的一條大靜脈中，小心翼翼地推進，使其通過交織的血管網絡，直到抵達大腦為止。接著他注入染劑，以尋找動脈和靜脈之間的上百個異常連結。一旦鎖定位置後，這些都必須被徹底封住，就像是在修補水管漏洞一般。只有當這些異常連結被關掉後，血流才會完全恢復正常。這些遺留自十年前高速車禍的損傷，花了海爾貝克十八個小時以上的時間，才得以修復完成。

手術後，這名病人終於開始緩慢康復。如今已過了將近三年，他覺得自己又恢復成原本的樣子，而他的妻子也這麼認為。他又開始與人交談，又開始開車了。他的妻子更是開心地報告，他最新的畫作恢復了以往的明亮和豐富色彩，證明了當初和她結婚的那個人終於回來了。

1 腦動靜脈畸形（AVM）是連接大腦中動脈和靜脈的異常血管的纏結。（姜冠宇醫生）

一切從寶性頭痛開始

在清晨醫院的昏暗中，這名男子醒了過來，看見醫生們排排站，圍繞在他十四歲女兒的床邊。他能看見她坐得挺直，嘴巴張開，臉頰和額頭上的汗閃閃發亮；也能聽見她急促不均的呼吸，簡直就像是剛比完賽跑一般。她望向他，一副被嚇壞的樣子。突然間，他也跟著害怕了起來。

「我們必須帶她到加護病房，」其中一位醫生輕聲宣告。那裡的設備能幫助她呼吸得比較輕鬆。當護士們收拾好靜脈輸液，掛上可攜式氧氣機後，女孩的父母也整理好他們的書和袋子了。他的妻子似乎比他冷靜多了；直到那一刻，他還是不敢相信自己的女兒病了。她一向都很健康（而且是足球隊上的明星），加上個性有點愛小題大作。那天早上他們帶她去見小兒科醫生蘇哈伊布・納希（Suhaib Nashi）時，她確實看起來很不舒服。當時她的呼吸已變得急促，彷彿周圍沒有足夠的空氣似的。然而，即使納希醫生決定將她轉到紐澤西的莫里斯醫學中心（Morristown Medical Center），他還是要這對憂慮的父母不必擔心。等他們辦好入院手續後，急診室的醫生說要替她施打靜脈抗生素，並表示這只是為了壓制住肺炎的發展。

但現在，看到女兒的驚恐表情和醫生的擔憂，他開始意識到她的病情真的很嚴重。淚水在他的眼眶裡打轉。妻子用手肘輕推了他一下。「別這樣，」她朝他們的女兒瞥了一眼。

幾個月前，他的女兒開始出現頭痛症狀。起初，他懷疑她只是找藉口不去上學，但納希醫生和她看過的耳鼻喉科醫生們都持相同看法，認為她的頭痛是由鼻竇感染所致。這位父親從小就飽受鼻竇問題所苦，因此很能體會那種壓力與痛苦。然而，雖然女兒偶爾會請假待在家裡，但到了下午卻又好到能去踢足球，因此他不確定她是不是在誇大。

她的母親並沒有這些疑惑；她看得出來他們的女兒很痛苦。納希醫生更是認真看待她的病痛；在試了幾種抗生素都沒反應後，他將這名女孩轉介給一位耳鼻喉科醫生。那年春夏，為了解決會引發頭痛的鼻竇感染問題，這個可憐的女孩試了大約五、六種不同藥物。感覺上似乎每隔一周，他們就會到某位醫生的辦公室報到。

接著在七月中旬，這個平時很好動的十四歲女孩開始每天躺在沙發上看電視。她說她覺得虛弱疲倦，頭部抽痛，關節和耳朵也會痛。到了八月，她開始需要有人從沙發上扶她起來，才有辦法去廁所。對此她感到憂心。她告訴父母，這肯定不只是鼻竇感染這麼簡單；她確信這是癌症。而當她的手肘開始長出奇怪的疹子時（凹凸不平的紅疹，但一點都不癢），她改口認定這是萊姆病。經證實不是後，她又開始擔心是癌症。

在加護病房裡，醫生為這名女孩戴上面罩，將氧氣灌進她的肺裡。雖然看到她一臉惶恐、幾乎整個人被淹沒在所有的設備後方，令人極為難受，但這麼做似乎有所幫助。

席夢娜・納提夫（Simona Nativ）任職於附近的戈爾耶布兒童醫院（Goryeb Children's Hospital），是一名小兒風濕科醫生。她在隔天下午會見了這一家人。她聽說這名病人的慢性鼻竇感染似乎無法用抗生素治療，大概了解到可能出了什麼問題。這個女孩的手肘有起疹子嗎？女孩的母親很驚訝，問她怎麼知道。這位醫生說，她印象中曾看過某種病有此一症狀。她為女孩進行檢查，先從紅疹開始。這應該不是感染，這位風濕科醫生說。針對紅疹進行切片檢查，再加上一些額外的血檢，會有助於確認。

儘管有機會找出答案令他們充滿希望，但到了那天深夜，希望就幻滅了。女孩依然喘不過氣來，咳嗽持續惡化。她很驚訝地看到自己咳嗽時用來遮住口鼻的面紙，竟被染成了鮮紅色。咳血了，一名護士舉起那張面紙向大家宣告，病房的氣氛瞬間轉變。原來那不只是肺炎。

他們需要觀察她的肺出了什麼問題，另一名醫生解釋。在給了這名女孩一些鎮靜藥物後，他將一支攝像機伸入她的嘴裡，並繼續推進到她的氣管：結果找不到任何感染的徵象，反而發現她的肺部充滿了血和凝塊。引發如此嚴重出血的可能原因有數種，而且全都很罕見：某幾種感染、某些腫瘤，或者假設她是嬰兒，吸入了某種異物並卡在肺部時，都有可能造成上述現象。

由於咳血加上呼吸困難，這名年輕女孩被裝上呼吸器。和時間的賽跑開始了，得盡快止血並查出起因。如果她繼續出血，勢必難逃一死。

血液和肺液的採樣已送去實驗室，希望能藉此獲得診斷結果。然而，最後提供答案的卻是紅疹的血檢與組織切片。這名女孩罹患了所謂的「肉芽腫併多發性血管炎」（granulomatosis with polyangiitis，簡稱GPA）。這種疾病之所以發生，是因為她的抗體（也就是免疫系統的步兵）不但錯誤攻擊肺部的血管，也傷害了氣管和鼻竇的組織，進而引發一開始的那些頭痛。這種異常免疫反應甚至也導致她的手肘開始起疹子。

這種罕見疾病的起因尚無從得知，而這名女孩也不像是一般的得病對象。GPA最常發生在六十歲以上的成人身上，破壞力極強；若未經治療，一年內死亡的機率大約是八成。其治療方式包括用強效標靶藥物鎖定那些製造抗體的細胞：高劑量的類固醇，加上兩種高強度免疫抑制藥物（原本用於癌症化療）的其中一種。消滅變異細胞似乎能讓免疫系統重新開機；等之後停用這些藥物時，那些自主攻擊的步兵通常就已經消失了。

儘管如此，它們通常還是會再回來。許多病人每年使用一到兩次的免疫抑制藥物，以預防復發。一旦確診後，就能盡快開始使用高劑量類固醇。然而，由於化療用藥抑制免疫系統的效力過強，因此在使用之前，醫生必須確定她身上沒有隱藏的感染情況，以免日後一發不可收拾。

經檢查未發現病毒或細菌後，這名女孩以「莫須瘤注射劑」（rituximab）進行治療，數天內便開始好轉。然而一直要到將近兩周後，她的肺才變得夠乾淨，使她得以靠自己呼吸。

不論是這場病所引起的併發症或治療過程，都導致她的復原時間受到延宕。血液在她的手臂和腿內凝結成塊，並且跑到了肺部。類固醇令她變得過於虛弱，以致一旦拔掉呼吸器，就只能把力氣用在呼吸而無法做其他事情。她沒辦法進食、說話，甚至握住電話。幾個星期後，當她終於能在他人的協助下行走時，父母帶她回家了。等她能自己走到廁所時，又過了數周；等她能回到學校上部分的課時，又過了數月。為了能趕上課業進度，她拚了命地用功讀書。

那是四年前的事了。可惜的是，她再也沒能回去踢足球，因為耐力實在不足。她仍會做惡夢，夢見自己回到了醫院，因為太過虛弱而動彈不得，擔心害怕自己再也無法好轉。但她確實是康復了。就在今年秋天，她展開了大學生活。將來她想成為一名護士。儘管對於再度踏進醫院感到有些緊張，但當時就是因為有護士在床邊照顧她，才讓她覺得好過一些；即使是在她病得很嚴重時，護士還是能帶給她安慰。她希望將來的某天，自己也能為生病的孩子帶來相同的慰藉與照護，因為他們就和她一樣，需要很多很多的力量，才能撐過可怕的病痛。

頭痛的大象訓練師

那是個涼爽的秋日，不過當這名年輕人引導九隻馬戲團大象進入新圍欄時，太陽似乎顯得特別耀眼；即使戴了墨鏡，從金屬設備上反射的早晨陽光，還是像刀一般刺進了他的右眼。他感覺到右眼後方的頭部陣陣抽痛，一滴眼淚不經意滾落了臉頰。等他終於安頓好這些大象後，他回到了自己的拖車裡。「好，我真的需要看醫生了，」他對女友說，並將彎成杯狀的手貼在側臉上。「現在就要。」

在紐約羅徹斯特高地醫院（Highland Hospital in Rochester）的急診室裡，這名二十五歲的病人向醫生表示，這是他人生中最嚴重的一次頭痛。症狀是從五天前開始的，當時馬戲團正在康乃狄克州停留。起初還沒什麼大礙，只要吃幾顆阿斯匹林，頭痛就會消失。不過等藥效消退後，他又開始頭痛了。事實上，每一次頭痛似乎都變得更嚴重些。那天早上當他下床時，頭已經痛到無法忍受。他吃了阿斯匹林、安舒疼（Advil）和泰諾，結果都沒有用。這種頭痛十分劇烈，而且總發生在右側，感覺就像有人在他的腦袋裡大力甩門。他在過去偶爾也會頭痛，但從沒像現在這麼激烈過。

他不抽菸，很少喝酒，也沒有服用任何藥物。雖然在幾年前，他曾被一隻斑馬用頭撞過，不過最近並沒有任何頭部外傷。在那次意外中，他連眼鏡都被撞破了，但還是沒有像現在這麼痛。他的母親有偏頭痛，或許他的情況和她一樣。有可能，醫生回答，不過以偏頭痛來說，持續一周算是很久的時間。

對醫生們而言，當病人形容自己經歷了「最嚴重」的頭痛時，務必要有所警覺。我們會擔心被描述為「第一次」的頭痛（也就是病人過去沒有頭痛經驗）、「最嚴重」的頭痛（病人過去有頭痛經驗），或是那些「受詛咒」的頭痛（除了頭痛外，還伴隨著虛弱無力或神志不清等其他症狀）。雖然這位病人沒有其他症狀，不過醫生還是很擔心，畢竟他說這次頭痛最為嚴重。

醫生為他訂了止痛藥，並安排血檢，以尋找是否有感染或發炎的徵象。她也預約了頭部斷層掃描，以確認是否有腫瘤或出血的證據。血檢結果一切正常，斷層掃描卻不是如此。

大腦內有用來製造脊髓液的空腔。脊髓液會在大腦和脊髓內循環，並且再度被吸收。在這些空腔當中有兩個「側腦室」，通常互相對稱。然而這位病人的右側腦室（也就是他頭痛的位置）卻比左邊的大很多，代表脊髓液在右側的循環中可能出現了阻塞，進而導致壓力增加。如此情況勢必會引發頭痛；若不盡快處理，甚至有可能造成永久損傷。

在看到斷層掃描的結果前，這名急診室醫生就已經先聯絡神經科，請對方協助調查病人嚴重頭痛的成因。神經科住院醫生替這位病人做了檢查，也看了他的斷層掃描結果，但還是不清楚這些線索要如何拼湊在一起。如果左右側腦室的不對稱是由阻塞所致，病人應該會出現腦壓上升的相關症狀，例如噁心，但他沒有。這名住院醫生知道他沒有足夠的數據能做出診斷，再觀察病人一段時間會得到更多資訊。如果他的腦部有阻塞的情形，他應該會開始感到噁心和虛弱。如果他沒有這些症狀，就表示阻塞造成側腦室不對稱的機率相當低。這名病人被安排入院後，每隔四小時就有護士為他做檢查，以觀察是否有任何變化。

頭痛經過一夜後變得更加嚴重，儘管用了數種強效止痛藥也沒幫助。到了早上，他因為疼痛的關係而耗盡體力，也因為麻醉藥而幾乎語無倫次，不過還是沒有出現腦壓增加的相關症狀。有鑑於此，神經科醫生推斷這是偏頭痛，並建議他回家休養，再預約門診進行追蹤。

對於是否有阻塞情況，神經外科醫生們就不是那麼肯定了。這名病人日益嚴重的頭痛令人擔憂。他們建議他做核磁共振檢查；如果和斷層掃描的結果相比，發現右側腦室的大小有所改變，他們可能會在他的頭骨上鑽一個小洞，藉以釋放壓力。

當天早上，負責照顧這位病人的是實習醫生畢拉・阿邁德（Bilal Ahmed）。就在病房門外，他首次從團隊中的住院醫生口中聽聞病人的情況。他們告訴他病人是一位年輕的馬戲團員工，過去曾被斑馬撞傷頭部，斷層掃描的結果異常，當天稍晚可能會進行手術。

當他們站在那裡時，一名護士匆忙從病房內跑了出來。「他起疹子了，」她告訴這群醫生，於是整個團隊都進了病房。阿邁德醫生瞥見病人縮在一疊毛毯底下。他向病人的女友自我介紹。當她正要開口說話時，阿邁德醫生把食指放在嘴唇上示意。「什麼都別說，」他對她說。「我想先自己觀察。」

「介意讓我看看嗎？」他詢問這位年輕人。一頭蓬亂的深色捲髮緩緩從毛毯下探了出來。這名病人慢慢坐起身來，在昏暗的光線中眨著眼睛。他的右眼皮腫脹垂掛在瞳孔上，以致綠褐色的虹膜只露出了較低的邊緣。他的額頭右側發紅，就好像那半邊的臉被曬傷了似的。他的右眼和額頭上也出現了少量的腫塊。

這會是帶狀疱疹嗎？阿邁德醫生脫口說出了自己的想法。他摸了摸病灶周圍發紅的皮膚。這名年輕人立刻向後退縮。自從他開始出現劇烈頭痛後，額頭的那個區塊就變得極為敏感。

帶狀疱疹俗稱「皮蛇」，成因是引發水痘的疱疹病毒再度活化。皮蛇的英文shingles源自拉丁文cingulum一字，意思是「皮帶」或「腰帶」。顧名思義，帶狀疱疹的紅疹一般呈帶狀分佈，通常會出現在軀幹或胸上。當水痘感染復原後，疱疹病毒會潛伏在脊髓外的神經節裡，一待就是數十年。有時疱疹病毒會再度活化，但原因不明。大多數的爆發都令人疼痛難耐，但不至於危及性命；只有一種情形例外，就是當眼睛附近的神經裡出現這種病毒的時候。

阿邁德醫生聯絡上神經外科醫生。這名病人的皮蛇和不對稱腦室之間有關聯嗎？沒有，對方這麼回答。如果這個人有皮蛇（聽起來應該是有），那麼他很可能天生腦室就不對稱。那天稍晚他做了核磁共振檢查，結果證實並沒有阻塞的情形。在此同時，這名病人也開始使用抗病毒藥物。儘管已著手治療，然而他的視力卻開始變得模糊，臉上的腫塊（也就是醫生做出診斷的依據）也擴散到了右眼。兩年後，他的右眼視力依舊是受損的狀態。

這個病例就和其他許多的病例一樣，時間在當中是最有力也最常被低估的診斷工具。病人的紅疹在頭痛症狀開始的數天後出現；這在帶狀疱疹患者身上是常見的情況。然而，要是少了這洩漏隱情的紅疹，而僅以頭痛和異常的斷層掃描結果作為依據，就會導致醫生們擔心頭痛是腦壓增高所致。醫療上的老生常談，就是當我們聽到馬蹄聲時，總是聯想到一般的馬，而不是較少見的斑馬。在這個病例中，時間則是揭露出原本看似斑馬的（大腦右側的阻塞情形），其實根本是平時常見的馬（帶狀疱疹）。

灰海

「該死的我什麼都看不見。一開始只是頭痛，結果現在竟然失明了。」在提早長出的一頭蓬亂白髮下，這名中年男子的臉顯得漲紅又油亮。他的眉頭因憂慮而深鎖，為他清澈的藍眼睛蒙上了一道陰影。「我寧可把腿給砍斷，也不要失去視力，」他告訴床邊這位身材修長、髮色深邃的醫生。三天前，他在一家當地的動物醫院工作時，頭開始劇烈疼痛。「感覺就像是我的腦袋裡一直有人想要出來。」他努力撐過了那天，然後就回家上床睡覺。

隔天早上起床時，頭痛仍未消退。他和平常一樣拿著咖啡和周日報紙來到客廳，接著翻到了訃聞版。報紙的頁面就像是一片矇矓的灰海，他無法閱讀上面的字，甚至連標題都看不清楚。

於是他去見他的醫生，結果對方將他轉介給一位眼科醫生，而後者又將他轉送到急診室。在聽聞他的病人入院後，那位家庭醫生立刻連絡了莉蒂亞・巴拉卡特（Lydia Barakat），康乃狄克州沃特伯里醫院（Waterbury Hospital）的一位感染科醫生。家庭醫生向她說明了狀況：病人五十八歲，發高燒，並且因顱內壓力增加，導致連接眼睛和大腦的粗索狀視神經明顯腫大。

巴拉卡特對此感到憂心。腦部感染會帶來極高的死亡和殘疾風險。「神經細胞一旦失去，就不會再長回來了，」她向我解釋。牽扯到腦部的感染病例十分棘手，常令她苦惱到半夜無法入睡。在這類病例中，若是遺漏掉任何線索，後果將不堪設想。「看到這些病人時，如果連一點害怕的感覺也沒有，那麼你不是傲慢、冷漠，就是單純無知。」

這名病人有糖尿病和高血壓，但他一向定時服藥，多年來都沒有什麼狀況。他不菸不酒，已經結婚三十八年了。

在體檢方面，他的皮膚因發燒至三十八度而溫熱潮濕，而且他依舊看不清楚。其他的檢查結果則無異狀。巴拉卡特醫生檢視了那些用來加厚病歷、早早就已進行的檢驗。病人做了例行性血檢、一次斷層掃描和一次核磁共振，結果一切正常。然而腰椎穿刺就不是這麼一回事了。當醫生們第一次將長針穿入脊椎周圍的囊狀結構時，通常一次跑出一滴的白色腦脊髓液竟然湧了出來，證實了這名病人的中樞神經系統壓力升高。此外，正常來說不含細胞的腦脊髓液中，也出現了少量的白血球。

這名病人顯然有腦膜炎，也就是包裹住大腦的堅韌組織受到了感染。而他的腦膜炎顯然不是最致命的那種；最兇猛的腦膜炎能在數小時內奪人性命，但這個人已經病了好幾天了。

最常見的腦膜炎成因是病毒感染。這類感染通常較不嚴重，一般來說無需治療就會好轉。不過要確認是否為腦膜炎，還必須花上數天的時間。病人罹患的也可能是其他較罕見疾病，必須靠抗生素加以治療。這會不會是萊姆病？雖然這種蜱媒傳染病在溫暖的月份最常見，而目前堅硬結凍的地面上仍有積雪，但畢竟這裡是萊姆病盛行的康乃狄克州，因此必須列入考慮。同理，由蚊子傳播的西尼羅病毒也是一種可能。視力衰退並不是上述這兩種傳染病的典型症狀，但兩者都有可能導致發燒，且經常侵襲中樞神經系統。

或者，會不會是這名病人的私生活，比他所能承受的還要「精采」？梅毒也可能造成視力衰退，但通常會漸漸發生，且很少會引起發燒。

話雖如此，如果他真的染上梅毒，服用抗生素就有可能挽回視力。若是在近期感染上愛滋病，也可能引發類似腦膜炎的症狀。這名病人並未接觸任何愛滋病危險因子，然而當巴拉卡特醫生建議他進行篩檢時（只是為了確認），他拒絕了。他是否在隱瞞什麼？

最後這名病人告訴她，自己在兩周前被一隻貓咬過。貓抓熱很少會引發腦膜炎，而且他身上也沒有出現這種感染常見的特徵，即淋巴結變得腫大柔軟。不過，他還是需要針對上述的所有可能進行檢測。巴拉卡特會再請他考慮做愛滋病篩檢。在此同時，他已經在服用兩種高劑量的抗生素，足以應付其他兩種與細菌感染有關、她認為可能會造成腦膜炎的原因。

到了隔天早上，這名病人已經退燒了。雖然仍持續頭痛，但也有了起色。不過，他的視力還是一樣糟糕。當巴拉卡特醫生來探視他時，這名病人最先問到的就是他的視力。他還有辦法閱讀嗎？還能回去工作嗎？儘管她試著保持樂觀，但還是向他解釋，在少了診斷的情況下，未來會如何發展實在難以預測。她再度問他是否願意接受愛滋病篩檢。「我愛我的老婆，而且永遠不變，」他的回答很簡單明瞭。他從未對妻子不忠，也肯定對方和他一樣，因此愛滋病篩檢實在是沒有必要。巴拉卡特醫生點了點頭。當承擔的風險如此之高時，很難相信他會隱瞞這類資訊。

在接下來的幾天內，檢驗的結果陸續出爐。這不是萊姆病，不是梅毒，也不是西尼羅病毒。然而針對韓瑟勒巴通氏菌（*Bartonella henselae*，經常造成貓抓熱的一種細菌）所做的檢測，結果卻引人關注。由於韓瑟勒巴通氏菌在培養皿內很難生長（這是用來辨識多數細菌感染的方法），因此這項檢測要尋找的是抗體，而非細菌本身。假設他曾暴露在這種細菌之下，透過這項檢測會採集到一些抗體；但假設他目前已受感染，抗體的數量應該就會很多。這名病人有抗體，但數量在正常的範圍內。這是否表示目前是在感染的最初階段，因此才剛開始製造出抗體？亦或這些是從更早之前的暴露經驗中殘留的抗體？

根據目前所知，貓抓病的典型特徵是被咬或被抓處會腫起來，同時出現發燒和淋巴結變大變軟的症狀。一般而言常見於孩童，並且會透過幼貓進行傳播。在此一病例中，不論是貓或病人都不在對的年齡層內。唯一能確認的方法，就是數周後再檢測一次。如果貓抓病就是肇因，測出來的抗體數量應該會比原本的要多很多。巴拉卡特停用了所有的抗生素，只保留針對韓瑟勒巴通氏菌的那種。儘管這很可能是一種病毒感染，不過貓抓病仍有勝出的機會。

這名病人的頭痛在三至四天後消退，但視力仍舊很差。他按照醫囑開始使用強體松，以減緩視神經腫脹的情形，並回到家中繼續完成口服抗生素的療程。在接下來的兩周內，這名病人不僅視力改善，也重新回到動物醫院裡工作。而他的診斷仍舊不明。「他們說我得了腦膜炎，但不知道成因是什麼，」他對我說。

一個月後，隨著第二次血檢發現抗體值飆高後，答案終於揭曉。是貓抓病沒錯。「說來好笑，」這名病人說。「我竟然必須先好起來，才能得到答案。」

自從他待在這間小型社區醫院裡，到現在已過了一年。雖然他在辨別顏色上仍有些許困難（分不出白色和黃色），但根據病人自己的說法，他的病單純堅定了他長久以來在貓狗大戰上的立場。「我向來不喜歡貓，」他說。「牠們給我一種不舒服的感覺。」他通常只負責照顧狗，然而他告訴我，那天他剛好是唯一有空的人，因此獸醫叫他幫忙抱住一隻需要注射的貓。那隻貓如針般尖銳的牙齒，刺破了他大拇指與食指之間的皮膚。「傷口就像被刀片劃過一樣痛，但我的手沒有變紅，好像也沒有受到感染。」他停頓了一下，然後露出微笑。「我還以為『貓抓熱』只是一首歌的名字，誰知道這竟然會是一場差點要人命的病？」

每個人都會說謊

救護車疾速奔馳，朝著密西根州羅亞爾奧克（Royal Oak）的博蒙特醫院（Beaumont Hospital）前進。躺在車裡的男孩幾乎全程緊閉雙眼。等到頭部如撞擊般的疼痛減弱到他能睜開雙眼時，他注意到輔助醫護人員臉上擔憂的表情。她在擔心什麼？他記得自己當時這麼想著。那是他在手術結束前記得的最後一件事。

他的頭痛症狀是在感恩節後的那個周末開始的，也就是在兩周前才剛發生的事。當時，這名十五歲男孩在極度痛苦中醒來，感覺到自己的頭顱被壓力緊緊箍住。過去他也有頭痛的經驗，通常是在踢足球掛彩後，但那些都比不上現在的嚴重。接下來的兩周就像夢一樣模糊。他不餓也不渴，不再下樓找食物吃。睜開眼睛只會讓頭痛變得難以忍受，繼續闔眼待在床上還比較輕鬆。

他的母親帶他去見他的小兒科醫生。有發燒嗎？醫生問。有噁心或想吐的感覺嗎？這些都是頭顱內受到感染或壓力增加的症狀。都沒有，只有頭痛和對光極度敏感，這名男孩向醫生報告。

是偏頭痛，小兒科醫生告訴他們，要他們放心。他正好處於偏頭痛一般開始發作的年紀；這種狀況可能會持續數天，要耐心等候。結果隨著時間過去，症狀並未好轉，於是這位母親帶他到急診室。偏頭痛，他們又被告知一次，或者也可能是病毒性腦膜炎。那裡的醫生開給這名男孩更強效的止痛藥後，就請他回家了。

過了幾天，什麼都沒改變，於是他們又回去見那位小兒科醫生。仍舊沒出現發燒、噁心或嘔吐的症狀。這應該是病毒性腦膜炎，醫生告訴他們，會好轉的。他的母親詢問是否需要做頭部斷層掃描。這麼做沒有幫助，醫生回答。在初步診療的階段，頭痛是極為常見的主訴。而在百分之九十九的情況下，就算用的是最好的成像技術，還是無法看出頭痛的原因。

這對父母變得越來越焦慮。他們的兒子原本活耀勤奮、成績優異，更是高中四分衛和棒球球員，如今卻終日臥床，幾乎無法進食。他的皮膚顏色變得蒼白，整個人看起來就像快死了似的。最後，他的母親決定帶他回到醫院，堅持要醫生替他做頭部斷層掃描。

在急診室裡，醫生們又問了相同的問題：有發燒嗎？有任何噁心或想吐的感覺嗎？但這次，這名男孩的母親給了不同的答案。有，他已經發燒好幾天了。有，噁心反胃的感覺甚至令他幾乎食不下嚥。對醫生撒謊感覺並不太對，但這名母親認為只要說出符合他們期望的症狀，而非她自己身為母親的觀察，就能加快他們採取行動的速度。或許少了她的「杜撰」（這是她的用詞），她兒子還是能照斷層掃描，但她不想冒這個險。

檢查過後，急診室醫生找她談話。掃描成像照到他的腦部有某個東西。醫生不確定是什麼，但那個東西既大又醜陋，因此必須將他轉送到附近的小兒科醫院。輔助醫護人員匆匆將他推進救護車內，他的母親則開著自己的車尾隨在後，一路前往博蒙特醫院。

在博蒙特，核磁共振檢查顯示這名男孩長了膿腫，需要動緊急手術以減低腦內壓力。數小時後，他在加護病房中醒來，既困惑又害怕，不過終於不再感到疼痛了。

隔天，小兒感染科醫生比夏拉・弗拉吉（Bishara Freij）前來見這名男孩。這類膿腫通常是耳內、耳竇或牙齒感染延伸到腦部所致，但這位病人並沒有表現出任何其他受感染的徵象。這名男孩的體檢結果完全正常，只有一項例外，就是鼻子內部黏著血塊，顯示出有鼻子出血的狀況。

血檢結果也一樣無異常，沒有受感染的跡象。大腦掃描檢查證實了膿腫的存在，但除此之外沒有其他發現。胸部X光也沒有提供什麼資訊。

資深小兒放射科醫生大衛・布魯姆（David Bloom）在檢視影像後，認為這名男孩的胸部X光結果並不正常。儘管肺部照起來應該幾乎全暗，然而在他肺部的某塊區域卻發出微暗且離散的光。那究竟是什麼？

布拉姆最喜愛的放射科老師曾告訴他，聰明是件好事，但有舊的影像作為參考更好。於是布拉姆也檢查了這名病人較早以前拍的X光片。他發現相同的異狀過去就已存在。根據其位置和外觀，他認為這很可能是肺部動靜脈畸形（pulmonary arteriovenous malformation，動靜脈畸形簡稱AVM），一種動脈與靜脈之間的連結異常。正常來說，血會從動脈流到微血管，並在這個體內的細小血管網絡中，將氧氣運送給身體組織，並將收集來的代謝廢物經由靜脈，攜帶給具有過濾功能的器官。而在動靜脈畸形的情況下，血液會繞開微血管，導致原本應按照原訂路線到靜脈系統的廢物，有可能會透過動脈散佈至全身。如果代謝廢物停留在腦部，有可能會造成中風，或是和這名男孩的例子一樣引起感染。

AVM一般的治療方法是將白金線圈（極小的金屬線，通常寬度不超過人類頭髮）置入異常的血管裡。一旦放置好後，它們會形成栓塞以堵住血流。當弗拉吉醫生聽到這名男孩的肺部有AVM的情況後，他立刻知道該如何下診斷。大多數患有肺部AVM的病人，同時也患有遺傳性出血性血管擴張症（hereditary hemorrhagic telangiectasia，簡稱HHT）。HHT病患的特徵是血管細而脆弱，容易受損，進而導致擴張和破裂。當皮膚表層的血管發生這種情形時，血管擴張所引起的腫脹看起來就像是微小的紅斑，施壓時會短暫消失。這些紅斑就叫做「微血管擴張」（telangiectasia），很容易造成出血，特別是當它們形成於較纖弱的嘴唇、口腔、鼻子和消化道黏膜上時。確實，頻繁流鼻血是這種疾病的一大特色。出血量可能會很大，有時不得不進行輸血。而患有該疾病的病人也容易在肺、肝和腦部發展出AVM。

直到二十世紀末以前，醫生在進行HHT的診斷時，完全只以臨床與放射線檢查的發現作為依據。鼻子和消化道的頻繁出血，加上家族病史，亦或是微血管擴張或AVM的存在，這些都是診斷的標準。只要有這四項的其中三項，就足以確診為HHT。一九九四年，引發該疾病的第一個缺陷基因被辨識了出來。從那時起，超過六百種基因突變都與該疾病產生了關聯。

經過六周的治療後，病人終於回家了。而最重大的後遺效應，就是他永遠失去了右眼的視力。他花了數周的時間，向一名職業治療師學習如何彌補視力上的缺失。

當他回到學校時，學期只剩下最後兩周。儘管必須要補足二十一個考試，包括期中和期末考，最後他還是得到了全A的優異成績。他對我說他有一點小失望，因為有一項的成績是A-。當他在隔年夏天獲選為棒球冠軍賽的投手時，他的母親知道他已經完全康復了。看見他站在投手丘上，一如往常般神采奕奕，令她感動到溼了眼眶。

那已經是幾年前的事了。近日他正在攻讀生理學博士學位，並計畫在將來要參與醫學研究。他的目標就是要為HHT找出治癒方法。

史上最猛烈的「冰淇淋頭痛」，只是少了冰淇淋

「都是鮪魚三明治害的！」這名病人（同時也是友人）對我說。他正在吃三明治時，突然感到一陣劇痛劃過喉嚨、下顎和耳朵。他倒在地上，手捧著自己的臉。他不斷搓揉、按摩和收縮自己的下顎，但不管怎麼做，都沒辦法減輕這佔據了右半臉、如刀割般的痛楚。經過了漫長但實際上只有幾分鐘的時間後，疼痛開始緩和了下來；接著又過了十到十五分鐘後，消退成為過去這兩周固定陪伴他的持續性隱痛。妳知道這是什麼狀況嗎？他問我。當時我並不知道。

一切都是從喉嚨痛開始的，他告訴我。他最初的想法是，或許這是某種病毒感染。接著，幾天過後，他開始牙痛。不是所有的牙齒，而是只有最後面兩顆臼齒，在右側。不論是吃、喝任何冷或熱的東西，都會引起像吃冰吃太快的那種疼痛，只不過還要更糟得多。他在超過二十年前排出腎結石的慘苦經歷，至今都還歷歷在目，但相較之下，這次仍算是他體驗過最嚴重的疼痛。

這折磨人的隱痛令他忍不住到鏡子前尋找可能的來源。他用手撥弄牙齒。什麼發現都沒有。就在數周前，他才剛到牙醫那裡做年度檢查，並且獲得醫生認證牙齒狀況良好。那麼為何他的牙齒還那麼疼？在接下來的幾天，疼痛蔓延到他的整張右臉，感覺就像是喉嚨痛、牙痛和耳朵痛同時發作，而且這種情況經常發生。偶爾，特別是當他吃或喝時，疼痛會突然發作，從喉嚨開始快速移動至耳朵。

他四十八歲，活動力良好，身體強健。自從他生病以來，已經過了好長一段時間，以致他甚至不再有固定的醫生了。因此他詢問他身為神經外科醫生的父親：你認為這有可能是鼻竇的問題嗎？我是不是應該要吃抗生素？反正吃抗生素也不會有什麼壞處，他的父親告訴他。也許不會，不過事實證明也沒什麼幫助。如果真的起了什麼作用，那就是疼痛反而變嚴重了，偶爾發作的冷刺激疼痛似乎也變得更頻繁、更激烈。

他去了一間當地的診所。值班的醫生檢查了他的耳、鼻和口。什麼都沒有。沒有發燒，沒有泛紅，也沒有腫脹的腺體。他做了鏈球菌快速檢測，結果正常。這應該是某種病毒感染，醫生告訴他。輸液加上阿斯匹林，應該會自行好轉。

然而並非如此。接著他吃了那個令他跪倒在地的三明治。肯定有人能告訴他這是什麼情況吧！在我想不出答案後，他去翻黃頁電話簿，選出一位離家不遠、就位於麻州法爾茅斯（Falmouth）的耳鼻喉科醫生道格拉斯・曼恩（Douglas Mann）。沒問題，診所的人對他說，醫生能將他安插進下午的時間。

這名醫生看起來很年輕，感覺很親切認真。「據我所知，你的喉嚨出了一些狀況，」他說。這名病人說明了過去幾周發生的事。「等他說完了自己的經歷時，我已經知道他得的是什麼病了，」曼恩告訴我。然而，他仍需要確認自己是對的。有可能造成喉嚨痛的問題清單既長又五花八門，但這名病人抱怨疼痛只發生在喉嚨的其中一側，這點大大縮減了清單範圍。此外，他描述痛是從喉嚨移動到耳朵，而這也再度將可能性限縮為只有少數幾種。曼恩必須確認這不是癌症。這名病人偶爾會抽菸和喝酒，而這樣的組合提升了頭部和頸部癌症的風險。口腔潰爛亦稱為口瘡，有可能造成嚴重的單側喉嚨痛，通常會隨著吞嚥蔓延至耳朵。扁桃體膿瘡也有可能引起相同的狀況。這些都能經由徹底的體檢排除掉可能性。

曼恩一面聆聽病人描述病情，一面替他檢查。他看起來很健康，身材修長，皮膚曬得黝黑。這點大幅減少了侵襲性癌症的可能性。曼恩仔細檢查了病人的耳、鼻和口，結果就和之前的那位醫生一樣，什麼也沒發現。由於病人是從喉嚨開始痛的，因此曼恩也需要徹底檢查喉嚨的部分。他向病人的鼻內噴入局部麻醉藥，接著拿出一個樣子古怪的儀器，一頭接著一條細長的黑色導管，另一頭則是接目鏡。他將這條可彎曲的內診鏡伸進病人的鼻內，通過口咽，然後深入他的喉嚨。曼恩透過儀器上的接目鏡，目不轉睛地看著內診鏡穿過漆黑狹窄的通道，窺視著昏暗的角落和縫隙。沒有任何異狀。

曼恩露出微笑，終於有把握自己最初的印象是正確的。「你是不是說過你父親是神經外科醫生？」這名病人點了點頭。「聽到診斷結果，他一定會很興奮。」曼恩解釋，他得的是三叉神經痛，又稱為「痛性抽搐」。在這種疾病中，名為三叉神經的顏面神經產生了病變，甚至對輕微的刺激都會過度反應。吃或吞嚥等簡單的舉動，或甚至是輕輕觸碰，都有可能會引發病人所描述的那種劇痛。痛性抽搐一詞是源於該疾病的特徵，即病人經常會因疼痛而呈現面部扭曲。不過這樣的用詞並不妥當，因為抽搐應該是非自主且無法控制的肌肉抽動或痙攣。話雖如此，這仍是一種貼切的形容。

痛性抽搐好發於五十歲以上的族群，且女性多於男性。這種疾病在一千多年前首次經人描述，然而其起因一直要到最近才不再是個謎。目前已知，這種疾病之所以形成，通常是因為主管臉部感覺的三叉神經從大腦出發、通往額頭、臉頰、嘴巴和喉嚨的皮膚時，受到了血管的壓迫。這種壓力會磨損三叉神經外圍具保護作用的髓鞘，以致三叉神經在幾乎未受到刺激的情況下做出反應。此一現象的起因仍舊不明。醫生接著補充說明，還有其他疾病也會出現相似的情況。儘管罕見，但多發性硬化症也會引起類似的症狀。此外，腦瘤碰撞到三叉神經的情形雖然更為少見，不過造成的症狀也相同。考慮到這些可能，這位病人需要進行核磁共振檢查。

然而，三叉神經痛的主要治療目標是疼痛控制。儘管有時其症狀會自然消退，但也有可能會持續數年。曼恩開給病人能立即減緩疼痛的強效止痛藥，並投以能有效治療神經痛的抗痙攣藥物。手術也能減輕三叉神經所受的壓力，但就和所有的這類手術一樣是件棘手的差事，能避免就盡量避免。

最近我和這位友人談話時，他感覺好多了。「今天是我第一次醒來時不覺得痛，」他如此表示，當時距離藥物治療開始後還不到一周。他打電話給父親，向他報告自己的診斷結果。「萬一藥物治療沒效，我必須經歷哪些『令人期待』的神經外科手術，我爸都告訴我了。」他笑了出來。其中一種需要用針穿臉以破壞神經，他這麼告訴我。還有一種是外科醫生在顱骨上鑽孔，然後將壓迫到神經的動脈移開。「於是我叫他要做好準備。不管他退休了沒，如果我真的需要手術，希望到時候動刀的人會是他。」

被冰鑿刺入

一名五十四歲的女子安靜坐著，讓脊骨治療師按摩她的頸部，就和之前的許多次經驗一樣。突然間，這名女子的左耳內傳出了一種振動、呼嗖的轟鳴音，令她聯想到數年前她在做心臟超音波時聽見的心跳聲，只不過這次的音量大了非常、非常多。脊骨治療師立刻停了下來，但聲音還是繼續存在。

這個節奏規律的響亮聲音持續轟炸著她的耳朵，而且一直都未消失，甚至在她躺下或以某種角度轉頭時變得更嚴重。這種情況通常只是惱人，雖然偶爾會大聲到她聽不見別人講話，但仍算是可以接受。至少一開始是這麼回事。

數周後，她突然覺得自己的左側頭部就像被人用磚塊砸到一般，疼痛的程度令她頭昏目眩，不得不停下工作，找了一間漆黑的房間躺下休息。她的醫生說這應該是偏頭痛，替她開了一種名為「樂免痛」（Zomig）的止痛藥，並預約了腦部磁核共振檢查。結果不論是藥物或檢查，都沒有幫助。頭痛又持續了兩天。在那之後，偶爾會有偏頭痛來來去去，不過呼嗖的聲音仍舊從未停歇。

她的醫生將她轉介給一位神經科醫生，後者又安排了一次不同的核磁共振檢查。這次將重點擺在腦動脈，以確認脊骨治療師在按摩時是否曾造成任何傷害。在檢查結果回報為正常後，醫生診斷她患有耳鳴（即聽見腦袋或耳朵裡有聲音傳出；耳鳴的英文為tinnitus，源自拉丁文tinnire，意思是「發出聲響」）和偏頭痛。

耳鼻喉科醫生為她做了聽力測試，結果顯示她有輕微的聽力受損。於是這名醫生針對大腦靜脈系統，又為她安排了另一次核磁共振。結果也是正常。

第二位耳鼻喉科醫生檢視了先前的檢查結果後，同樣認為她的病症是耳鳴和輕微聽力受損。除此之外，他又加了一項「耳咽管功能異常」。然而，對於如何擺脫噪音或頭痛，這些專科醫生都沒能提出任何建議。

數月後，這名病人讀到了「纖維肌肉發育不良」（fibromuscular dysplasia，簡稱FMD）的相關資訊。這種罕見疾病會使動脈壁變得狹窄，進而限制住重要器官（通常為腎臟或大腦）的血流量。她會不會是患有FMD？她預約了傑佛瑞・歐林（Jeffrey Olin）醫生的門診。對方是紐約西奈山醫療中心（Mount Sinai Medical Center）的血管醫學科主任，她所讀到的文章引述了他的話。歐林針對頸動脈（負責將血液從心臟帶到大腦的血管）安排了詳細的成像檢查。

當技術員注射造影劑到這名病人的靜脈時，她突然感覺到顱骨上方就像被冰鑿刺入一般，劇烈的疼痛向下穿越耳朵，直通鎖骨。她唯一能做到的就是忍住不喊出聲。這甚至比她持續發作的偏頭痛還要糟糕。歐林立即感到擔憂。注射造影劑所造成的些微壓力增加，是否有可能導致頸動脈某個較脆弱的部分破裂？他沒觀察到任何裂傷的證據，不過成像顯示她的頸動脈並不正常，從心臟到大腦一路扭曲旋轉。至於左頸動脈，也就是疼痛、頭痛和聲音的來源，更是繞成了一個三百六十度的圈。

歐林知道這種異常現象有可能引起耳鳴和偏頭痛。但他無法解釋那偶爾如利刃般、從她的臉劃到頸部的疼痛，到底從何而來。第二位神經科醫生認為這種痛有可能是頸部肌肉受傷所致，於是開了肌肉鬆弛劑，結果沒效。

某位血管外科醫生診斷她患有顳動脈炎，也就是頭、眼和臉的動脈出現發炎情形，進而有可能導致失明和中風。她開始服用高劑量類固醇，並且被轉介給一位風濕科醫生。這位醫生安排了動脈超音波和切片檢查。兩者的結果都很正常，於是病人按指示停用類固醇。不過疼痛和呼嗖的聲音依舊存在。

去年八月，這名病人來到我在康乃狄克州沃特伯里的辦公室。她問我是否有辦法查出，究竟是什麼造成她那持續了兩年半的疼痛。她以前會從事跳傘、健行和爬山，但現在，光是爬一段樓梯都有可能引發劇烈頭疼。

就醫療而言，首先必須要排除掉致命疾病的可能性，再來討論那些讓病人恨不得自己已死的病症。這名病人沒有腫瘤。所有的掃描檢查也都沒有發現血管裂傷。不過，考慮到她所描述的經歷，我認為很可能是脊骨治療師的按摩手法和造影劑的注射，都造成了輕微的創傷。這些傷有可能是引發疼痛的原因嗎？當我為她做檢查時，在左頸動脈上方的位置觸感柔軟。這會不會是頸動脈痛（carotidynia，希臘文，意思是疼痛的頸動脈）？這是一種因頸動脈組織發炎而引起的疾病，儘管罕見，但名稱倒是很貼切。這種病的起因不明，但經常在有偏頭痛的病人身上看到，通常能用預防頭痛的藥物加以治療。我要她開始服用其中一種藥物，並在數周後回來看診。她充滿了希望，而我也是。

在此同時，我正為了一項考試忙於準備，獲得認證的實習醫生每隔十年都必須考一次。當我在念書時，偶然看到某種罕見疾病的資料，名稱讀起來很有維多利亞時期的味道：hermocrania continua，中文為「持續性半邊頭痛」。我不太記得這是個怎樣的疾病，於是Google了更多介紹。我點進去第一個網站，內容是一位病人對自己頭痛的描述，立刻令我聯想到我這位病人的疼痛症狀。我繼續閱讀相關的醫學文獻，不可自拔。

持續性半邊頭痛是一種每天發作的頭痛，特徵是頭部單側疼痛不斷，且不時會出現刺痛。這種難以忍受的疼痛復發通常會伴隨其他症狀，包括溢淚、流鼻涕、眼瞼腫脹，或是瞳孔收縮。最特別的是，只要用某種已存在數年且價格不高的藥加以治療，多數病人就會好轉；那個藥就是「消炎痛」（indomethacin）。

我的病人雖然未曾提到她有任何眼睛方面的症狀，不過，她得到的會不會就是這種罕見的頭痛呢？於是我打了電話給她。頭痛和聲音都還在。我開的藥沒有什麼效果。當頭痛的程度最激烈時，她是否曾出現溢淚或眼瞼腫脹的症狀？我屏住了呼吸：如果她有這些症狀，就真的有可能是持續性半邊頭痛了。

有，她回答。有時她覺得自己好像得了病毒性結膜炎，但只有左眼而已。那左眼的瞳孔有任何不尋常之處嗎？確實有：當頭痛變得最為嚴重時，她注意到左眼的瞳孔會收縮。這些症狀非常輕微，以致她從沒想到要提起，況且也沒人問過她。

現在我真的興奮了起來。我告訴她自己的發現，並開始讓她服用兩周的消炎痛。數周後，我打電話給這位病人。感覺如何？她一聽到我的問題，就笑了出來。她告訴我，在她開始服藥的數天後，頭痛就消失了。就這麼簡單。不過她現在不方便繼續聊。她正要出門和幾位朋友一起健行。她很努力要恢復原本的體態，並重拾以往的運動習慣。數周後她就會來見我了。

第四部

不能呼吸

癢得要命

「我沒辦法呼吸！」這名女子用嘶啞的氣音低吼。在愛荷華大學醫院的急診室裡，她的妹妹焦急地看著櫃檯後方的職員。這名女子搖搖晃晃地無法站穩，她的呼吸急促且出現雜音，胸口明顯上下起伏。突然間，她似乎覺得衣服太緊，拉扯著自己的長袖運動衫領口，接著把衣服往上拉起脫掉，扔在地上。她在運動衫底下什麼都沒穿；這次症狀發作的當時，她正躺在床上準備睡覺。

這名五十四歲的女子攤倒在妹妹找到的輪椅上，被飛快地送進急診室內部。接下來她依稀記得的畫面只有擔憂的面孔、針頭和醫療資料。她的血壓低到危險，心跳加速。醫生以腎上腺素和類固醇為她治療，不過一直要到數小時後，她才有辦法開口解釋那晚發生了什麼事。

她告訴醫生們，當時她待在愛荷華州鄉下的母親家中。正當她要上床睡覺時，突然感到掌心一陣刺痛。她立刻認出了這熟悉的感覺：過去的八年間她曾有過兩次相同經驗，感覺到雙手異常地癢，有時是雙腳。每次發癢後，緊接著都會有喉嚨收緊的感覺，令她感到害怕。

她開車到距離數英里遠的妹妹家，再換妹妹載她到醫院。她打開車窗，想讓冬夜的冷空氣進來。接著她使勁呼吸。眼前開始出現黑點，但她憑著意志力要自己別昏過去。

過去發生的那兩次過敏反應都沒有這次來得嚴重。她從自己查到的資料中得知這是過敏性休克，一種有可能致命的過敏反應。症狀經藥物治療後獲得解除。她在醫院待了一晚，確定這次的發作結束後，就返回母親家中，並立刻向當地的過敏科醫生預約門診。

醫生花了近兩個小時，調查這名女子接觸過的食物、植物、毒物，或任何可能引發此一致命過敏反應的事物。然而當天她並未接觸到什麼新事物；她吃到或碰到的所有東西，在這次發作之前和之後都接觸過許多次。就成人來說，造成嚴重過敏反應最常見的原因就是食物，但這名過敏科醫生並未找到任何的嫌疑犯。他感到困惑不解，並要求她在過去若曾得到診斷，務必要告訴他內容。

回到紐約長島的家後，好幾個月來，這名女子所吃的一切食物都令她焦慮不安，而且每晚上床時都覺得憂心忡忡。她總是隨身攜帶一瓶苯海拉明和一支腎上腺素注射筆，但還是會擔心下次發作時，要是她離醫院太遠，不知道會發生什麼事。

而當下一次過敏真的發作時（只隔了十個月），她人早已在紐約東帕喬格（East Patchogue）的布魯克海文紀念醫院（Brookhaven Memorial Hospital）裡。當時為了沙門氏菌所引起的嚴重腸胃炎，她正在那裡接受抗生素治療。在經過數天只攝取無味的液體後，她的第一餐是牛腩搭配馬鈴薯和胡蘿蔔。食物聞起來很香，只是她完全沒胃口。儘管如此，她還是勉強自己吃了幾口，畢竟這是她踏上返家之路的第一步。

數小時後，她感覺到頭頂有股奇怪的刺癢感，於是反射性地去抓，接著才驚覺是怎麼回事。她心想，不要現在啊！她抓住仍在輸液的點滴架，跑到走廊上。「我需要護士！」她大喊。此時，她感覺到心臟正猛烈跳動，非常清楚接下來會發生什麼事。穿著手術室刷手衣的醫院員工朝她跑來。是恐慌發作嗎？不，她告訴他們，是過敏。

他們協助她回到床上，並給予她氧氣、苯海拉明和類固醇。發生了什麼事？其中一人問。她敘述了所有的經過，並加上某件她剛才意識到的事：每次過敏似乎都是在她吃了牛肉的數小時後發作。在她的日常飲食中固定都會出現肉，而且她也很愛吃肉。雖然她沒有在每次吃了漢堡或牛排後，都發生這樣的事，但她很確定自己在每次發作前都吃了牛排（或是這次的牛腩）。

醫生們對她的發現半信半疑。新的食物過敏就成人來說十分少見，尤其是像她這麼嚴重的案例。比起牛肉，這更有可能是他們給的抗生素所引發的過敏。不過這名病人很難接受他們的說法。這或許能說明這次過敏發作的原因，但之前的那幾次呢？當時她又沒有在服用抗生素。醫生們也回答不出來。

某位護士有著不同的推論，這名病人之前也曾聽別人說過，但從未認真看待。這位護士告訴她有一種蜱蟲，只要被它咬到就會對肉過敏。對此這位護士知道的也不多，不過建議她應該調查看看。

這名女子過去曾被蜱蟲咬過——畢竟就住在長島，哪可能不被咬？不過，被蜱蟲咬真的有可能造成如此激烈的過敏反應嗎？她回家後開始著手調查，結果發現確實有可能：只要被「孤星蜱蟲」（lone star tick，一種蛛形綱動物，因背上有星形白點而得名）咬到，就有可能對哺乳動物的肉產生過敏反應。有一種糖分子叫做「α-半乳糖甘酵素」（galactose-α-1, 3-galactose，或是較通俗的alpha-gal，都是其原文稱呼），是觸發過敏的原因。這是一種碳水化合物，在所有非靈長哺乳類動物的肉裡都找得到。

目前還不清楚被孤星蜱蟲咬到會如何觸發過敏反應。孤星蜱蟲（活動範圍從佛羅里達州南部延伸到緬因州，向西最遠可到愛荷華州）以及因它而產生的α-半乳糖甘酵素過敏，這兩者的關聯最早可見於二〇〇九年。當時維吉尼亞大學的湯瑪斯・普拉特米爾斯（Thomas Platt-Mills）教授曾留下相關記述，而他自己也曾發展出這樣的過敏反應。就大多數的食物過敏而言，症狀在病人食入過敏原的幾分鐘內就會出現。然而α-半乳糖甘酵素的過敏反應有所不同，會拖得比較久。從出疹、噁心、呼吸急促到過敏性休克，這些症狀有可能在病人吃了含肉的一餐後，相隔四到六小時才會出現。更奇怪的是，過敏反應不是在每次接觸過敏原後都會出現。只要進行血檢，找出α-半乳糖甘酵素的抗體，就能確定診斷為肉類過敏。這名女子聯絡了黛安・賽默曼（Diane Cymerman），一位她在幾年前因季節性過敏而看過的過敏科醫生。賽默曼要她的病人列出上一次在醫院發作前，她吃過的所有食物，並要她抽血檢查，確認是否對α-半乳糖甘酵素及清單上的任一食物（連調味用的黑胡椒和荷蘭芹都算）產生抗體。

第一回的檢查結果在同一周內回報：她對牛肉有中等程度的過敏，其他則一切正常。在接下來的一個月內，α-半乳糖甘酵素抗體的檢測結果也出爐了：她對α-半乳糖甘酵素嚴重過敏。賽默曼打電話向這位病人報告結果。她必須要避免食用哺乳動物的肉，以及所有相關的加工產品，包括Jell-O果凍和其他以明膠製成的食品藥物。就連用烤過肉的烤架料理食物，也可能會導致食物沾染上足夠的α-半乳糖甘酵素，進而引發過敏反應。

這名病人聯絡了愛荷華州的那位過敏科醫生，告訴他診斷結果。對方感到十分驚訝，因為他最近才聽了關於這種新型過敏的講座，而在她的案例之前，他也從未見過這樣的過敏反應。對於這位愛荷華州的新移民而言，放棄吃牛肉和其他哺乳類動物的肉，可說是一點也不容易。她告訴我，在某些日子裡，光是一想到多汁的漢堡或牛排，就令她的胃咕嚕叫個不停。但接著她回憶起過敏發作的恐怖經歷，以及開車到愛荷華大學醫院的漫長路途，就還是乖乖認命，繼續吃她的雞肉、魚肉和蔬菜。

滿溢

他們並不是想要得到診斷，這名中年女子解釋。她的丈夫已經得到診斷了。他們只是想要有人幫忙查出，為什麼在接受這麼多治療後，他還是沒有好轉。

直到將近一年半前，她那五十四歲的丈夫都還是非常健康，從未在工作上請過假，也從未吃過阿斯匹林。後來他開始覺得不舒服，以為自己得了流感。然而，即使在發燒和鼻塞的症狀消失後，他還是全身痠痛，不斷咳嗽，疲倦到連走去信箱拿信都氣喘吁吁、累到發抖。

儘管如此，他還是回到了工作岡位。他很喜歡自己的工作：替康乃狄克州鄉下的一間工廠開火車。他的妻子也告訴我，他是個閒不下來的人。他一直維持著忙碌的生活，直到重返工作數周後的某天早上，當他開車上工時，突然連人帶車翻覆，整台車滑向後方的草地和樹林。他只記得自己上一分鐘還在路上，下一分鐘就偏離了軌道。自從生病以來，這是他第一次感到憂慮。

於是他來到了一間緊急護理中心。胸部X光顯示他的肺部周圍出現積液，心電圖結果也呈現異常。負責照顧的護士很擔心他的狀況。她準備了抗生素以治療可能會發生的肺炎，並將他轉介給一位心臟科醫生。

那只是他的第一個門診，之後還有許多次在等著他，不過那也是他單獨前往的最後一個門診了。看著自己沉默寡言的丈夫日漸消瘦，他的妻子放心不下，怕他自己去會漏掉該問的問題。

這名心臟科醫生安排了第二次胸部X光檢查，發現在他肺部周圍的囊膜中，甚至出現了更多液體，導致他連深呼吸都有困難。醫生送他去抽液，結果抽出了超過一公升的清澈黃色液體。儘管病人因此覺得好多了，但並沒有持續太久，幾天後喘不過氣的情況又再度發生。

兩周後，這名病人去見一位胸腔科醫生。對方又安排他去抽液，結果同樣從肺部抽出了一公升的黃色液體。事後，他的腹部甚至因為出現了更多液體而腫脹。這些液體到底從何而來？沒人能回答他的問題。由於液體再度累積的速度非常快，他的醫生們決定安排他入院治療。

他在醫院裡做了心臟超音波檢查，結果顯示他的心包膜（包圍住心臟的囊膜）目前也出現了液體，以致他的心臟幾乎無法輸送血液。他被緊急送往手術室，在心包膜上開洞排出液體，使心臟有足夠的空間能正常跳動。隨行的次專科醫生們試著找出液體大量出沒的原因。他的心臟很強壯，醫生們這麼對他說。肺和肝也沒什麼問題。沒有感染的情況，也沒有癌症。

最後，一名風濕科醫生找到了答案：這名病人的「薛格連氏症候群」檢測結果呈陽性。這是一種自體免疫性疾病，特徵是白血球會攻擊那些製造液體以產生潤滑效果的腺體。該病症的患者通常會因為無法分泌足夠的淚水或唾液，而出現眼乾或口乾的症狀，也會因為乾燥而出現皮膚、關節與腸胃問題。

對於總算能做出診斷，這名病人和他的醫生們都感到很興奮。不過，大多數患有薛格連氏症候群的人不需要治療疾病本身，但能針對乾燥所引起的症狀與不適進行治療。這名病人竟然會因為罹患該疾病，在體內產生如此驚人的液體量，令人感到不可思議。於是風濕科醫生推測病人可能患有第二種疾病：未分化結締組織疾病（undifferentiated connective tissue disorder，簡稱UCTD）。有鑑於此，這名病人立刻開始以兩種免疫抑制藥物進行治療。

每隔幾周，他還是需要接受肺部及腹部抽液，以排出十至二十公升的液體。醫生為他陸續增加了第三和第四種藥物。然而在經歷了數月的治療後，他還是沒有好轉，於是他的妻子堅持要尋求第二意見。他被轉介給另一位紐約的風濕科醫生後，對方又建議他使用另一種免疫抑制藥物。

那年夏天，當我初次見到這位病人時，他正同時使用四種免疫抑制藥物。除了藥物治療外，他也持續從腹部和肺部抽出數公升的液體。

在聽聞他們的慘痛經歷後，我為這名病人進行了詳細的檢查，試著找出能解釋前因後果的蛛絲馬跡。他的手臂又瘦又硬，只剩下骨頭和結實的肌肉；覆蓋在上面的皮膚鬆垮垮的，顯示出已掉了大量肌肉。相形之下，他的腹部則變得非常大，就像是兩個聖誕老公公的肚子加在一起，且皮膚就和鼓面一樣繃得緊緊的。他的脖子就和手臂一樣，不僅纖瘦，兩側的靜脈更是明顯擴張。

待他穿回衣服，而我也整理好思緒後，我告訴這對夫妻，只有心臟問題才會造成如此大量的液體增長。不，這位病人斷然表示：我的心臟科醫生向我保證，所有的檢測結果都顯示我的心臟很強壯。我告訴他們，我會仔細鑽研他們細心整理好的這疊厚重記錄，再擬定出一份計畫。

我不認為他的自體免疫性疾病能造成這樣的後果。即使他患有薛格連氏症候群，並且有可能也得了UCTD，但他已經在接受治療。當一種療法無效時，就必須考慮你所治療的有可能不是肇因，然後問問自己：還有哪些可能？

於是我開始深入調查、仔細思索，列出了有可能造成這些症狀的罕見疾病。我向安德烈・索菲爾

（Andre Sofair）徵詢意見。他是我在耶魯的一位良師益友，同時也是一名內科醫生，在我以前受訓而如今任教的培訓計畫中擔任教職員。他的答案很耳熟：這肯定是心臟的問題。我向他轉述這名病人的說詞，表示他做過心臟檢測，結果完全沒問題。安德烈覺得很驚訝，但還是專注於思考其他的可能。他在我的清單上又加了幾個選項。

我送這位病人去做了更多檢測，結果都沒有任何發現，於是我回過頭來思考安德烈的第一直覺。問題是否出在他的心臟？在這樣的狀況下，我想到前總統雷根與戈巴契夫針對中程飛彈條約進行談判時，曾引用一句俄羅斯諺語：要信任，但也要查證。

當心臟的肌肉已經受損時（姑且假設是由心臟病發所致），心臟無法正常排出血液，導致液體有可能滯積於體內。我們稱這種情況為「充血性心臟衰竭」，而這也是其中一種可能。然而，我所觀察到的頸部靜脈腫脹情形，令人聯想到另一種較罕見的可能：縮窄性心包炎(Constrictive Pericarditis)。當罹患此一病症時，心包膜呈現受損的狀態（通常是由病毒感染所致）[1]，之後則隨著痊癒的過程而收縮，導致心臟被縮水的外膜限制住，只能輸送一小部分身體所需的血液。一開始引起類似流感症狀的病毒，是否有可能進一步攻擊病人的心包膜？

我又安排病人再做一次心臟超音波檢查，結果顯示他的心臟搏動雖然有力，但受限於縮窄增厚的心包膜內，以致無法處理正常的血液流量。我和他的風濕科醫生談過後，對方將所有的免疫抑制藥物停了下來。接著我將病人轉介給約翰・埃列福泰利亞茲（John Elefteriades），一位備受敬重的耶魯心臟外科醫生。埃列福泰利亞茲切除了受損的膜囊。一旦他沿著心包膜的瘢痕劃下首道切口後，流經心臟的血液量增加了超過一倍。

這名男子從手術復原的速度快得驚人。他的胸口中央有一道約三十公分的切口，然而在手術後的兩周內，他已回到家中並四處走動。原本他們還擔心再也無法一起慶祝聖誕節，結果三周後他就返回工作崗位，剛好來得及為自己和妻子的假期做好準備。

1 大部分案例原因不明，比例占42-61%，或是心臟術後，少部分是確定的結締組織問題和感染，此案偏向是前面自體免疫造成結締組織問題而有縮窄性心包炎。（姜冠宇醫生）

肌肉僵硬

這名年輕的老師在一排排青少年之間來回走動。上班的第二天，他緊張到心砰砰直跳，領帶更是不可思議地緊。突然間，他覺得難以呼吸。真的很難。他能感覺到成串的汗水冷冷地從他臉上滑落。他很快地看了一下時鐘。他有辦法撐到這堂課結束嗎？終於，鈴聲響了——下課時間到。

通往保健室的走廊似乎向遠方無止盡延伸。他能感覺到自己雖然在呼吸，但空氣似乎無法進到肺裡。「我沒辦法呼吸了，」他靠在保健室的門上，聲音低沉沙啞。學校的護士帶他到床上。他能聽見她在提問，設法得到更多資訊，但他很難說出話來。她解下他的領帶，然後將氧氣面罩放在他的口鼻上。冷冷的氧氣衝了進來，使他得以從類似於乾性溺水的緊張感中，稍微獲得解脫。他記得接著發生的事，就是自己被抬上了救護車。

在醫院裡，醫生們診斷他得了高風險肺栓塞，形成的原因是某一塊血栓部分破裂，並透過循環系統被帶入肺部的血管內。就這名病人而言，他的血栓非常大，阻擋了大部分的循環血液，使其無法順利抵達肺部（也就是他吸入的氧氣與二氧化碳進行交換之地）。他開始以血液稀釋劑進行治療，並且被安排住進了加護病房。一旦他穩定下來後，醫生開始將注意力轉移到血栓本身。那是從哪來的？形成原因又是什麼？他們必須要找出答案，因為若是再發生一次像這樣的突襲，有可能會要了他的命。

我們的生命仰賴於自身凝血的能力。然而就和身體的大部分運作一樣，來龍去脈是關鍵。在對的場合和對的時間，血栓能預防意外的出血而使人獲救。然而在不同的情況下，同樣的血栓卻有可能奪人性命。血栓通常會形成於血管的傷口處，也可能在血液停止流動時形成；這就是為什麼長時間的靜止不動（例如乘坐交通工具或賴在床上），會增加血栓形成的風險。有些特定藥物也有可能提高風險，例如雌激素和其他類固醇激素。某些人則是天生就有一種遺傳異常，會使他們的血液凝結得太快。總之，找出血栓的形成原因至關重要，如此一來，才能估算血栓再度形成的風險有多高。

於是這名病人的醫生們開始尋找線索。血栓在病理上最常源自下肢，但他們在那裡並沒有任何發現。他們在他的胸部、腹部和骨盆進行了斷層掃描，同樣也一無所獲。他最近並未去旅行，沒有生病，也沒有服用任何藥物。醫生們將他的血液檢體送驗，以尋找是否有凝血過於快速的證據。結果一切正常。他們查不到這個在其他方面都很健康的年輕人，怎麼會發展出血栓。

對病人來說，病症無法獲得解釋，是很難熬的一件事。而當診斷無法確定，令人難以接受的治療還是得進行時，又更加折磨人了。在這個案例中，醫生們告知病人，在接下來的人生中，他都必須要服用抗凝血藥物「華法林」（warfarin）。他才二十三歲，而且很愛運動，高中時期打的是棒球和籃球，大學則是英式橄欖球。然而當一個人的凝血功能異常時，這些運動就會變得很危險。華法林能使他不致發生另一次的肺栓塞，但交換條件是，他必須避免任何可能導致流血的活動。

這名病人希望能有別的選擇，於是他找到了湯瑪斯・達菲（Thomas Duffy）醫生。達菲是耶魯大學的血液科醫生，同時也以「診斷專家」聞名：其他醫生被難倒時，總是會向他求援。或許這位醫生能查明那破壞力極強的肺栓塞，是由什麼造成的，進而幫助他擺脫華法林。

達菲是個身材高挑、維持良好的六十多歲男性，喜歡打領結，說話時講究精準且考慮周到。他聽了病人的主訴後，多問了一些細節。在肺栓塞發生前的那幾周，他從事了哪些運動？他每兩天就會舉重一次，而在那之間的日子不是跑步就是游泳。他是否曾服用任何增強體能的藥物？是，但已經好多年沒在使用了。

達菲思索著所有的可能。一般常見的嫌疑犯已經被排除掉了；不論造成肺栓塞的原因為何，一定很不尋常。血栓是否有可能在他的某個器官內形成（例如心臟、肝臟或脾臟），然後從那裡跑到了他的肺？從這名病人的掃描檢查中看不出來。黏液瘤是一種長在心臟肌肉中的罕見腫瘤，有可能會導致血栓在心臟內形成。他會不會是長了這種腫瘤？另外，有一種名為「陣發性夜間血紅素尿症」的罕見血液疾病，也會造成肝臟、脾臟或皮膚底下出現血栓。他會不會有這種罕見疾病？體檢或許能提供一些線索。

當病人為檢查而脫下衣服時，達菲立刻對他上半身發達的肌肉留下了深刻印象。「他看起來就像男性健身雜誌裡的那種年輕人，」後來他告訴我。除此之外，他的體檢結果沒有任何異狀。

接著達菲想起多年前他還是醫學生時，曾學過一套體檢手法。他將病人的一隻手臂伸直，使其與地板平行，然後小心地把一根手指放在這位年輕人手腕的脈搏上。他將那隻手臂移動至病人身後，接著請病人抬起頭，面朝手臂的反方向。結果脈搏消失了。當病人再度向前看時，脈搏就復原了。他重複了這套手法。又一次地，脈搏在病人抬頭時消失。達菲立刻猜想到是什麼造成了他的肺栓塞。

血管從心臟攜帶血液到肩膀和手臂，然後再回到心臟，途中必須要行經一處狹窄的空間，就位於鎖骨之下和肋骨架之上。只要肩膀或頸部的肌肉肥大，或是在某些情況下多了一根肋骨，就有可能導致這個小空間變得更滿。這種情況就是所謂的「胸廓出口症候群」，最常發生在廣泛使用上肢的年輕運動員，例如棒球投手或舉重選手，或是常需要將手臂舉高過肩膀的工作者，例如畫家、貼壁紙的人，或是需要寫黑板的老師。當這些病人將手臂放在某些特定的位置時，多餘的肌肉或骨頭會壓縮到鎖骨與肋骨架之間的空間，導致血管就像打了結的水管一樣，阻斷了流經其中的血液。當血液無法抵達手臂時，脈搏就會消失。而當血液無法流出手臂時，就會不斷累積而有可能產生血栓。當手臂移動位置使血管恢復暢通時，血液就會再度流動；但此時若血栓已經形成，就有可能會鬆脫而流至肺部。

達菲安排了額外的檢測，以確認肺栓塞成因沒有其他可能的解釋。接著他將病人轉至一位外科醫生那裡，對方曾經手過一項不尋常的困難手術：移除患者的第一根肋骨，以擴大原本狹窄的空間。九個月後，在夏天之際，這名病人動了這項手術。在那之後隔了三個月，他終於能夠停止服用華法林了。那是四年前的事了。這名病人繼續教書、運動和舉重，沒有遇上任何困難。

「看到那異常發達的肌肉組織，令我聯想到這種不常見的身體結構異常，當然，還有我在多年前學到的那套檢查手法」最近我和達菲談話時，他回憶道。我從未聽說過這種舊式的手臂檢查方法。這和其他體檢技巧都是在醫學上逐漸消逝的一部分傳統，取而代之的，則是較成功或（在此一病例中）較不成功的各種高科技成像技術。然而要是沒有一位醫生進行這套簡單的測試，這名病人的異常結構很可能就不會遭人發現，導致他只得持續服用他不需要的藥物，並且被迫放棄那些他所愛的運動。

逆境求勝

這名病人注意到自己呼吸有多困難時，他正走樓梯走到一半。等他抵達樓梯頂層時，他必須先暫停一會，坐下來喘口氣。那在過去從未發生過。「我嚇壞了，」他向這位中年醫生描述症狀時提到。這是他自從那天的走樓梯事件後，見過的第三位醫生。「我從沒生過病。我不覺得自己有哪裡不舒服。我只是不能呼吸而已。」

他是一名五十多歲的健康男子，平時很少去見自己的家庭醫生，但那天他很想見到他，而且是馬上。當他的醫生詢問他症狀時，他幾乎沒有什麼好說的。沒有感冒症狀，沒有發燒或發冷，也沒有關節痛。他的體重沒有下降，也不覺得疲倦。但只要他從事任何活動，真的是「任何」活動，就會像跑完五十碼衝刺般喘不過氣來。他沒有其他醫療問題，只有膽固醇過高，但他平時會吃立普托（Lipitor）加以控制。他從不抽菸，只在應酬時喝酒，擁有自己的法律事務所，雖然體格不算健壯，但平時會運動。

他看起來比實際的五十九歲還要年輕，有著嚴肅的淺褐色雙眼和從容的微笑，但醫生特別注意到的是，他在走向診療室時開始呼吸困難。等他跨上檢查台時，已經滿身大汗了。除了呼吸急促外，他的檢查結果都算正常。不過還有一項例外：在兩邊肺部的下方，這名醫生聽到一種微弱但不正常的聲音，就像每次呼吸時都有魔鬼氈被撕開一般。

這名病人的病史和肺部檢查顯示出他應該沒有肺炎。有肺炎的人通常會有發燒和咳嗽的病史，而在檢查方面，最常見的發現則是胸部深處會傳來一種拖很長的打呼聲，或是另一種更令人不安的情況，即肺部受感染區域很安靜，幾乎聽不見空氣進出的正常聲音。由於他的症狀進展突然，加上每次他出力時症狀都會惡化，醫生擔心問題可能是出在心臟，而非肺部。

這名病人正值心臟疾病好發的年紀，而且有高膽固醇的病史。於是醫生將他送到附近的心臟科醫生那裡進行評估，並為他安排了胸部X光檢查，結果心臟科醫生認定他的心臟健康狀態良好。根據心臟壓力測試的結果來看，通往心臟的血流量並沒有任何減少的跡象；而心臟超音波檢查的結果也顯示他的心跳很正常。

然而，胸部X光的結果卻出現了異常。每一邊肺部底下都有浸潤的情形（原本照出來應該是暗的，但現在卻是亮的），顯示有某種空氣和纖弱肺部組織以外的東西存在。肺炎是這類發現最常見的肇因，但話又說回來，這名病人並沒有出現這種感染的其他症狀。

在心臟科醫生聲明他的心臟沒有問題後，他的內科醫生嘗試投以一周的抗生素治療。當發現沒效後，他送病人到一位當地的肺部專科醫生那裡，結果對方又嘗試投以一周的類固醇。當結果還是沒進展後，這名病人找上了查理・斯特蘭奇（Charlie Strange），南卡羅萊納醫科大學（Medical School of South Carolina）的胸腔科醫生。斯特蘭奇聽了這個人的經歷，為他做了檢查，並檢視了已經完成的胸部X光和斷層掃描檢查報告。

接著，他列出他認為最有可能造成這些症狀的原因。首先，這很有可能是感染。儘管這名病人已經以很好的抗生素進行治療，但仍有許多罕見的有機體不會受到多數抗生素影響。另一種可能是肺部組織發炎，也就是所謂的「間質性肺病」。這類疾病包含許多不常見的病症，而它們全都會導致呼吸急促和肺部受損。不過，斯特蘭奇解釋，儘管這類疾病有超過一百種，但真正重要的是，當中有許多都對類固醇有反應。

話雖如此，儘管做了所有能做的治療，這類疾病當中還是有少數會持續發展；一旦得了這些無法治癒的病症，病人就會隨時間失去越來越多肺部組織而死，且通常會在診斷後的幾年內發生。肺癌也是一種可能，但機率微乎其微。這名病人從未吸菸，而且他的兩邊肺部都有浸潤現象。這兩個因素使得多數肺癌被排除在外，不過還是有某些罕見種類的肺癌細胞能迅速擴散，或是開始生長的位置不只一個。

斯特蘭奇將血液檢體送驗，以尋找罕見感染發生的證據。其他血檢的目的則是要確認，病人得的是否為造成間質性肺病的疾病之一。這名病人也預定要做支氣管鏡檢查；這項專門的檢查會將纖維支氣管鏡伸入鼻或口中，並持續往深處送，直到進入呼吸道內。從肺部取出的細胞與組織能夠透露是否有感染或癌症發生。

隔天檢查結果出爐，顯示完全沒有感染或癌症的跡象。這代表這名病人得到的就是間質性肺病。然而是哪一種呢？如果想獲得全面的診斷，就必須進行切片手術。或許更重要的問題是，該疾病是否會對類固醇有所反應，抑或持續發展，在接下來的數年內致病人於死地？這名病人之前已經試過類固醇了，但短短一周後就停用，原因是他覺得自己並未好轉。不過也可能那短短幾天還不夠讓類固醇發揮效果。

支氣管鏡檢查的結果確實提供了某項線索，暗示著該病人的病症是可治癒的：在他的肺部，有一種名為「嗜酸性白血球」的白血球細胞，數量非常高。這些白血球細胞最常與過敏反應有關；在間質性肺病中若發現這種白血球，通常就表示該病人會對類固醇有所反應，因為類固醇具有強效的抗發炎作用。

「你現在正在使用哪些藥？」斯特蘭奇問。只有立普托，用來控制膽固醇，這名病人回答。「立普托先暫停，並開始使用類固醇，」斯特蘭奇吩咐。「我們來看看立普托會不會是問題的一部分。」

在家中，這名病人開始了自己的測試：他監控自己在爬了兩段階梯後，要呼吸多少次才會恢復「正常」。首日，也就是停用利普托並開始使用「普賴鬆」的第一天，他呼吸了一百次。三天後，他呼吸了五十五次。再隔三天，二十五次。一周後，只剩八次。

當他見到斯特蘭奇時，他得意洋洋地宣告自己的成功。「我並未百分之百康復，但已經好轉了。比之前好太多了。」這位胸腔科醫生也同意；他的確看起來好多了。他測量了該病人的氧飽和度。當他坐著時，數值有點低，為百分之九十四。當他走路時，數值又降到百分之八十五。正常的情況是坐著、走路甚至跑步時，數值都是百分之百。他的呼吸進步了，但他的肺仍舊是受損的狀態。

等到這名病人知道自己會恢復幾成時，已經隔了一年了。他還是不確定自己到底是得了哪種間質性肺病。斯特蘭奇將範圍縮小到兩種可能，但不管是哪種，治療方法都是靠類固醇，而他早已在使用了。因此到了這個關頭，他的醫生不建議他大費周章地動切片手術和住院，只為了進一步縮小可能範圍。這名病人目前沒有服用任何降膽固醇的藥。僅管無法確定，但他和他的醫生懷疑是利普托引起過敏反應，進而觸發了他的疾病。他將需要一種新的藥物以控制膽固醇，但那是將來的事。就目前而言，他只要能好轉就覺得很開心了：「如果這是一段漫長緩慢但邁向完全康復的旅程，好吧，我能接受。」

心碎

「我不要失去我媽。」這名年輕人的聲音因情緒而變得沙啞。在他身旁有六位穿著刷手衣的男性和女性，他們群集在輪床旁，將這名女子推進J. W. Ruby紀念醫院（J. W. Ruby Memorial Hospital）的加護病房，地點就在西維吉尼亞州的摩根鎮（Morgantown）。這名病人的臉一片死白，淺褐色頭髮因浸到汗水而變深。她的嘴開著，胸口因費力呼吸而明顯起伏。「我們會竭盡全力，」醫生們向他保證；此時他正從這名女子和顯示器上察覺到她病得有多重。當醫生轉身要跟著病人時，這名年約二十五歲的年輕人抓住他的手臂：「不，你一定要救她，」他語氣強硬。「你一定要做到。」

他的母親那天早上都還好好的，這名年輕人告訴醫生。她就和平常一樣出門去工作。但後來電話響了，她得知和自己相伴逾二十年的丈夫在車禍中喪生。於是她衝去現場，發現他的遺體後，倒在他身旁，不斷啜泣和呼喊他的名字，彷彿想要叫醒他似的。她躺在丈夫身邊，將他抱在懷裡，直到他的遺體被帶走為止。兩小時後，她又倒了下來，但這次卻無法自己起身。

這位兒子稍作停頓，用袖子粗略擦去臉上的淚水。當他的母親回家時，她告訴他的姊姊，說她胸口痛，彷彿就快要不能呼吸。救護車緊急送她到最近的醫院。「那裡的醫生告訴我們她心臟病發，」這名年輕人繼續說，「而且即將要再次發作。」他和他的兩位姊姊都嚇壞了。他們已經失去自己的父親，真的不想又失去母親。於是他們決定將她轉到這裡——具備心臟重症監護病房的區域醫院。

加護病房的醫生大略看過她的病歷後，將注意力轉移到這位病人身上。她現年四十五歲，有抽菸習慣，最近曾被告知，在她體內負責攜帶血液至腿部和腳的動脈，正逐漸變得狹窄（此一情形稱為「周邊血管疾病」），但除此外她很健康。她並未服用任何藥物，如今小孩都大了，她也開始從事正職工作。

在體檢方面，她看起來比實際的四十五歲要來得年輕。但她的皮膚曬得黝黑，沒有皺紋的臉因汗水而發亮，淺藍色的眼睛則維持睜開且目光茫然。她的心跳非常快速，自動充氣的血壓袖帶甚至發出警鳴聲，提示她的血壓已低到危險的程度。她手指上的氧氣測量儀顯示，儘管她呼吸急促，但她並未吸入足夠的空氣。靜脈導管的粗針刺入她那摸起來濕黏的皮膚，藉以輸送食鹽水和升血壓藥物。

這名病人的心臟顯然正在衰竭。就心臟病患來說，她算是非常年輕，但她有抽菸的習慣，也有腿部動脈堵塞的病史，因此增加了心臟病發的風險。當負責輸血到心臟的其中一條動脈塞住了，就會造成心臟病發。只要血液無法流通，那一部分的心臟就會迅速衰敗。她的心電圖出現異常，血檢則顯示心臟細胞受到損傷，而這些都與心臟病發的特徵一致。

康納爾德・費林爵（Conard Failinger）是值班的心臟科醫生，他看了超音波掃描的粒狀影像後，對於病人心臟跳動的狀態感到十分憂心。她的心臟只用了預期力道的一小部分在搏動。事實上，大部分的心臟肌肉根本沒在動；這名病人就快死了。唯一能治療她的方法只有盡快找到阻塞處，清除掉血栓，這樣血液才能再度流通。化學性的溶栓藥物能做到這點，但更有效的方法是將細導管伸入受影響的動脈內，找出堵塞的位置，然後再利用導管充氣將血管撐開。這個方法稱為「心臟擴張術」，若是進行得夠快，就能挽救心臟肌肉和當事人的性命。這名病人很快就從加護病房被運送到「心導管室」。

一旦抵達後，費林爵看著另一位醫生迅速從病人腿部的一條大動脈，伸入細導管使其通到心臟。他小心翼翼地將導管置入心臟的其中一條主要血管，按下附著於上的注射器芯杆，使微量顯影劑得以注射至動脈內，進而找出阻塞處。這名心臟科醫生驚訝地盯著顯示器，螢幕上的動脈隨著顯影劑流過而變亮。找不到任何阻塞。醫生再次操作導管，將其移動至另一條血管內。同樣地，顯影劑流過了這條動脈，完全暢通無阻。醫生又多試了幾次，結果還是一樣，沒有動脈塞住。這名病人並沒有心臟病發。

還有什麼原因能造成如此嚴重的心肌衰弱？酒精是一種可能，但這名病人沒有酗酒的病史。某些藥物（通常用於治療癌症）有可能造成這種損傷，但這名病人從未接觸過那些藥。感染也是一種可能，但除了心臟衰竭所引起的症狀外，這名病人並無表現出其他徵兆。

費林爵立即意識到這些都不是原因。他認出了這是哪種病症，儘管他從未親眼見過。不久前，他曾在《新英格蘭醫學期刊》（The New England Journal of Medicine）上讀到相關資料。這是「壓力型心肌病變」，又稱為「心碎症候群」。該病首見於十五年前日本人的敘述，之所以形成，是因為患者經歷了情緒創傷，進而引發大腦釋放大量壓力激素。這種荷爾蒙大爆發會癱瘓心臟的肌肉細胞，阻礙它們將血液送進和送出心臟的工作。一般來說，只有某一區域的心臟倖免於這場破壞力極強的大癱瘓，那就是最接近主動脈的部分；也因此隨著每次的跳動，只有心臟最上面的部分會收縮，使心臟看起來就像是一個窄頸花瓶。日本人稱之為「章魚壺心肌症」，靈感來自於一種形狀相似的章魚捕捉器。儘管原因無人知曉，但這種病症最常發生在停經的女性身上。

這種情況無法醫治，因為既沒有血栓需要清除，也沒有病菌需要殲滅。正如同心碎症候群背後的隱含意義，唯一的對策就是尋求支持以及靠時間療傷。最初的荷爾蒙爆發會逐漸平息，而在此同時必須要維持病人的生命，直到心臟復原為止。就那些能撐到醫院的人而言，預後發展會很樂觀。當這名病人順利抵達醫院後，她需要額外的氧氣和藥物，使血壓維持升高。剛到醫院時，她的心臟只能送出大約百分之五到十的血液（正常是百分之五十至六十）。數天後，輸血的功能就能恢復不需靠藥物提升血壓。到了那周的尾聲時，她的心臟容量成長了一倍；又過了短短幾天後，心臟已幾乎恢復正常。

「如果有人告訴我心碎有可能致命，」這名病人最近對我說，「我一定不會相信。但我真的差點就這樣死去。」一想到那些傳說中的佳偶，在其中一人死去後，隔了幾天另一人也跟著離世，她說：「我猜他們的心一定也碎了，就和我的一樣。」

這是個耐人尋味的想法：或許我們用來形容痛失所愛的隱喻，是源自於真實的生理現象。但如果失去摯愛差點奪走了這位病人的性命，她說她相信令她起死回生的，同樣也是愛。「我記得當我躺在醫院裡的時候，我感受到了從未體驗過的安寧，」她告訴我。「我看不見任何光線或事物，但感受到的是難以想像的美好與平靜。我只想永遠待在那裡。但接著，在遠遠的那一頭，我聽見我的孩子在呼喚我，於是我知道自己不能停留。拯救我的人其實就是他們。」

灰心喪志

「妳還好嗎？」這名男子詢問他的妻子。當時是凌晨兩點，他醒來發現自己的身邊沒人。接著，就在這棟位於紐約市外哈德遜河上游沿岸的度假屋裡，他發現自己四十五歲的妻子正待在客廳。她在手指上夾了氧氣測量儀，露出擔憂的神情。「我沒辦法呼吸，」她告訴他。過去她曾有過胸痛和呼吸急促的經驗，但她的氧氣量從未這麼低過——降到了百分之八十九至九十。此外，她的胸口右側感覺就像是著了火似的。

她想要努力撐到早上，這樣他們和兩個小女兒就能開車回到曼哈頓，她的醫生都在那裡；自從她的右肺在兩年前塌陷、所有狀況接踵而來後，她就一直在接受他們的治療。不過和這次相比，那次的肺塌陷根本就不算什麼。回想當時，她先是聽到一個奇怪的喀嚓聲，接著感覺到體內有某樣東西移動了位置。她並不覺得痛，只覺得哪裡怪怪的。隔了幾天後，她開始咳嗽。醫生認為她得了病毒感染。後來她的情況開始惡化後，他開了一種吸入藥劑給她。又過了幾天後，她連走到浴室都覺得喘不過氣來；對一個每天都會運動的女人來說，發生這種事很是詭異。於是醫生安排了胸部X光檢查，結果驚訝地發現她的右肺已經塌陷。

醫生解釋，她罹患的是氣胸；顧名思義，就是空氣跑進了胸腔。這種情況之所以發生，是因為肺部出現了小小的破洞，於是空氣衝出肺部，進到周圍的空間裡，導致變空的肺部塌了下來。隔天，她被安排住進了萊諾克斯山醫院（Lenox Hill Hospital）。醫生將一條細導管穿過她的肋骨之間，使其伸入肺部周圍的空間，然後吸出空氣，讓她的肺得以重新擴張。

但一開始她的肺部為何會出現破洞呢？抽菸是最常見的氣胸危險因子，但她從不抽菸。肺病是另一個顯著的危險因子，但所有的檢測結果也都沒有透露出罹患任一肺病的徵兆。儘管某些遺傳疾病會導致當事者容易發展出氣胸，但在她的家族中無人患有這類疾病。經過了四天都找不到答案後，她的醫生做出了結論，認為她罹患了自發性氣胸。這種情況極罕見，但較容易出現在像她這樣高挑纖細又結實的人身上，而且通常只會發生一次。

然而一年半後，當她在工作時，突然感覺到胸口出現熟悉的喀嚓聲和位移。X光檢查結果顯示她的肺又塌陷了。在萊諾克斯山醫院裡，她的肺再次經手術重新擴張，胸腔外科醫生拜倫・派頓（Byron Patton）更建議施行肋膜沾黏治療，利用物理傷害的方式，使肺與周遭名為「肋膜」的囊膜相連在一起；如此一來，即使肺發展出另一個破洞，也不會塌陷。

在接下來的半年間，這名病人右側胸口疼痛的症狀持續發作。每次她一感到劇痛或刺痛，都會因為擔心又是氣胸而連絡她的醫生，然後他就會送她去急診室照X光。這種情形發生了近二十次。X光檢查的結果雖然不完全呈現正常，但也沒有證據顯示有新的破洞出現；直到五月的某一天，才在一次胸部X光檢查中，又照到了氣胸（儘管面積很小）。

為什麼會發生這種情況？這名病人詢問派頓，肺部問題是否有可能與她為體外人工受孕做的荷爾蒙治療有關。在這一切發生前，這真的是她生活中唯一的一件新事物了。她總共嘗試了九次，歷時將近三年，但直到四年前才終於順利懷孕，如今已有一對雙胞胎女兒。派頓沒聽說過氣胸和人工受孕之間有何關聯，但氣胸和「子宮內膜異位症」倒是有關，儘管十分罕見。子宮內膜異位症指的是子宮內層組織，也就是子宮內膜，呈小點狀移動到身體的其他部位。女性若患有子宮內膜異位症，有可能會因為那些細胞通過橫膈膜進入胸部，導致氣胸發作。

這種異位組織就和子宮內層組織一樣，會隨著雌激素和黃體素的每月循環而變化，引起疼痛和偶爾出血的情形。胸腔裡的異位組織有可能會造成月經性氣胸（月經性的英文為catamenial，衍生自「每月一次」的希臘文）。但她的氣胸是跟著月經一起發作嗎？她不確定。

派頓建議她開始服用避孕藥以抑制荷爾蒙變化，於是她開始吃藥。也正是在三周後，她在度假屋裡因呼吸急促而醒來，經歷了那可怕的一夜。隔天一大早，她的丈夫把想睡的孩子們抱到車上，她則為了以防萬一，帶著那年春天稍早時買的氧氣筒，然後一同前往萊諾克斯山醫院。途中他們停下來接了她的媽媽。

在醫院裡，X光檢查顯示她的右肺（在幾周前才被照到有小面積氣胸）如今已完全塌陷。派頓感到十分震驚。這名病人這陣子正在閱讀有關月經性氣胸的資訊，儘管抑制賀爾蒙的治療一直都不見效，她仍認為自己得的就是月經性氣胸。她的母親找上了萊諾克斯山醫院的婦科外科醫生泰默・賽金（Tamer Seckin），其專長為子宮內膜異位症的診療。母親和她極力要求這兩位專科醫生在手術室裡一起合作，而他們也答應了。

這場手術由兩位醫生參與，共耗時五個小時。首先上場的是賽金。他仔細檢查腹部和骨盆，發現了許多異位的內膜組織。他看見一小簇一小簇不受控制的細胞在膀胱和腸道上，並且散布在腹壁和骨盆壁上。但他在橫膈膜（隔開腹腔與胸腔的肌肉）的底部並未看到任何異位細胞。雖然已有證據顯示她的子宮內膜異位範圍廣泛，但不清楚這是否就是造成肺部塌陷的原因。

接著輪到派頓，他將負責檢查胸部和肺部。他讓這名病人靠左側躺，然後從她的肋骨之間插入內視鏡和手術用具。派頓小心地檢查橫膈膜上方光滑又彎曲的表面。就在肺部正下方有一叢紫色的組織，面積比一角硬幣小了一點。那些是異位細胞嗎？派頓切除了長相異常的組織，然後把洞縫好。他從上到下掃描了肺部，發現另一小簇看起來不正常的組織，於是也將之切除。這些檢體被送到了病理實驗室。接下來，他將她的肺再度和胸腔肋膜緊黏在一起。在手術結束前，化驗的結果已從實驗室回傳：在橫膈膜上面的確實是異位的內膜組織。她得到的是月經性氣胸沒錯。

手術後的復原過程緩慢，但這名病人不那麼焦慮了，因為她現在知道肺部問題的起因為何。在第二次手術中，賽金得以清除所有看得見的異位細胞。儘管如此，除非移除掉卵巢和異位細胞的源頭——也就是子宮，否則無法保證她不會再更嚴重地復發。這是個艱難的決定，但既然她不打算生更多小孩，對她來說這麼做很合理。

那最後一場手術是發生在六個月前。這名病人說她的生活正逐漸恢復正常。她開玩笑說在這所有的胸腔和腹腔手術後，她看起來就像和別人發生過刀戰似的。雖然她的胸口仍舊覺得緊緊的，不過能呼吸的感覺真好。

第五部

一切都是幻覺

地獄般的蜜月

「感覺不太對勁，」這名二十七歲的女性對她的新婚丈夫說。「我覺得你需要帶我去醫院。」他們昨天剛舉行完婚禮。這個女人的丈夫和她的摯友是車迷，因此，這對新人想要去華盛頓圖特爾（Toutle）鄉下的飄移車道拍照，藉以紀念他們共結連理。那位摯友會做「飄移餅乾」，也就是以控制住的滑行環繞這對新人。兩位主角相擁在一起，紅色福特野馬繞著他們甩尾，使他們被揚起的煙、沙塵和勉強遏制住的混亂所包圍，並由另一位友人負責攝影。照片中，這對新人看起來很快樂。

然而，當他們把東西裝上車準備回家時，這名年輕女性突然覺得怪怪的。她一整天都有點神經緊張，沒辦法停止不說話。她猜想這大概只是因為自己對婚禮和之後的生活感到興奮。但這樣的興奮似乎突然變得失控。自從那天早上起床後，她的心臟就一直跳得很快，如今更是換到了超速檔，跳動的力道大到她的喉嚨和胸口都在痛。她的手則像是有自己的生命似的，不斷開開合合。

她的新婚丈夫很是困惑擔心。他們開出到幾個城鎮外的一家醫院。那裡的醫生告訴他們這是恐慌發作。自從他們的女兒在前一年出生後，這名年輕女性一直都在為產後憂鬱與焦慮所苦。她才剛結婚和拍了那些瘋狂的照片，這也難怪她會覺得恐慌。這個年輕女人接受了醫生的診斷，但她不禁覺得這次與過去偶爾經歷的焦慮很不一樣。

醫生開了一種藥，要她在更多症狀出現時服用，並請她回家休養。然而那些藥似乎沒有幫助。隔天她的心臟就像在喉嚨裡跳動似的，並且就和昨天一樣精神恍惚、緊張不安。她又試了那些藥，但在那之後，她的記憶變得只剩下斷片。

她不記得自己在接下來的幾天內多次去過急診室。顯然有某個地方出了嚴重的問題，但除了焦慮和憂鬱外，醫生們給不出其他答案。當她開始用奇怪含糊的說話方式胡言亂語時，醫生們加了一個新的詞彙：精神病。

經過了反覆進出急診室的一周後，一位社工建議她到「遠距照護」（Telecare），一家位於華盛頓溫哥華的精神科醫院。在那裡待了超過兩周後，醫生們擔心到頭來這根本就不是精神疾病，並將她轉到附近的和平健康西南醫學中心（PeaceHealth Southwest Medical Center）。在那裡經過三天的評估後，症狀的起因還是不明，於是這名病人被安排住進了院內的精神科病房。

那裡的精神科醫生認為她的診斷是「興奮型緊張症」。緊張症一般的特徵是動作、思考和說話變得緩慢。興奮型緊張症相較而言則少見多了，代表性特徵是躁動。但這裡所謂的興奮不只是流露於言行，還有可能繼續進展，導致血壓和體溫飆高到威脅性命的地步。這兩種緊張症通常會對低劑量的某種鎮靜劑立刻反應，而這種鎮靜劑就叫苯二氮平類。

這名年輕女性確實很激動，然而就照顧她的精神科醫生麥可・羅騰弗拉區（Michael Rothenfluch）看來，她不像是他在這七年內見過的興奮型緊張症患者。這個女人有三個非典型症狀：頭腦不清楚，說話含糊不清，而且似乎就像痙攣發作般出現抖動與無法專注的情形。除此之外，她對苯二氮平類也沒有反應。他很擔心她的狀況，於是請他的資深同僚麥可・伯恩斯坦（Michael Bernstein）醫生來見她。

那天稍晚，伯恩斯坦前來探視這位病人。她人在禁閉病房，情況最危急的病人都被安置在那裡。這位年輕女性正雙眼緊閉地躺在床上，全身赤裸且頭髮凌亂。當時負責陪伴她的姊姊一直試著幫她蓋上被單，卻反覆被她扔掉。她不斷在薄薄的床墊上焦躁地亂動。那張床是房間裡僅有的家具。光線透過劃破的窗戶湧了進來，照亮這空蕩蕩的病房。之所以幾近空無一物，是為了防止病人傷害自己或他人。

伯恩斯坦在病人身旁蹲了下來，輕聲叫她的名字。她睜開雙眼，但沒有看著他。他問她感覺如何。「還好，」她含糊地說。他又問，「妳能再說多一些嗎？」沒有回應。「妳知道自己為什麼在這裡嗎？」「打電話給我爸媽，」她說。「妳知道這是哪裡嗎？」他問。「我要打電話給我爸媽。」突然間她開始作嘔，就好像她試著要說話，但她的身體卻一直阻止她。

興奮型緊張症通常好發於那些長久以來患有精神疾病的人。羅騰弗拉區聯絡了這名病人的母親。她過去曾出現任何精神疾病的症狀嗎？從來沒有。她一直都是個正常的女孩，情緒起伏很一般。小孩出生後的那段時間她很憂鬱，但從沒像現在這麼嚴重過。

在服用了一段時間的苯二氮平類後，這名病人還是沒有好轉。這兩位精神科醫生討論了其他造成這些症狀的可能原因，伯恩斯坦想起過去他曾見過某些精神病案例是由腫瘤所致，因為腫瘤分泌物或身體對腫瘤的免疫反應，有可能會引發所謂的「腫瘤伴生症狀」。

在她被轉到精神科病房前，院內的一位神經科醫生曾考慮過腫瘤伴生症候群的可能，並認為卵巢腫瘤的抗體是觸發原因，而在此卵巢腫瘤指的是「畸胎瘤」。這些腫瘤內含各類細胞，分別來自骨頭、皮膚、肌肉和各種器官組織。然而在罕見情況下，這些腫瘤會發展出某些種類的腦細胞。而這些細胞會促使身體形成抗體，去攻擊和破壞大腦裡相同種類的細胞。不過這位神經科醫生後來判定她不太可能患有腫瘤伴生症候群，因為在她的腦電圖上沒看到預期的變化。此外，腫瘤伴生症候群造成的大腦損傷有時可能顯示在磁振造影上，但這名病人的檢查結果一切正常。

然而，當兩位精神科醫生將各種腫瘤伴生疾病納入考慮時，發現由畸胎瘤引起的精神病也是一種可能。許多其他疾病在腦部成像中都看得到，加上這名病人的磁振檢查結果正常。此外，該疾病在這名病人般年輕的女性身上最為常見。於是他們安排了血檢，以尋找在該疾病中會看到的特定抗體。

六天後，檢查結果出爐：她的確患有腫瘤伴生症候群，結果證實是由畸胎瘤所致。根據斷層掃描的結果，這顆核桃般大小的腫瘤就位於她的卵巢內。

於是她被轉回給院內的醫療團隊。腫瘤一經移除後，抗體的數量就開始下降。然而復原速度則顯得相對緩慢，因為遭抗體攻擊而受損的細胞需要時間修復。她出院後回到母親家中休養。她的丈夫是一位伐木工，在別的州工作，只能盡量回來看她；若是辭掉工作回來照顧她，就無法負擔家計。六個月過去了，她的記憶力還是有問題。

診斷結果令伯恩斯坦驚訝不已。造成這類腦部損傷的畸胎瘤相當罕見，而且一直到近期相關記述才出現；最初兩件經通報由畸胎瘤所引起的精神病案例，發生在短短的二十年前。這令他不禁懷疑起幾十年前由他照顧的另兩位年輕女性，有可能也是同樣的狀況。她們一開始也出現了類似精神疾病的症狀，但最後死於腦部疾病。那些症狀會不會也是由當時無人所知的相同抗體所引起的？將來若是再見到同樣的情況，他和他的同事一定會永遠記得這次診斷。

截然不同的人

「妳喜歡在這裡工作嗎？」在醫院的咖啡店裡，這名中年男子對著站在另一頭的年輕醫生大喊。而他用不怎麼高明的台詞所搭訕的對象則選擇無視他。這名男子的姊姊在一旁覺得很尷尬。她的弟弟什麼時候變成了那麼討人厭的傢伙？他明明一直都很安靜內向。她住在美國另一頭的華盛頓州，所以不常和他見面，但他肯定是變了。

他在二十多歲時有沉迷酒精的問題。但那時，喝酒只會讓他變得更安靜。即使是在酒癮最嚴重的日子裡，他還是一直都很注重整潔與過份講究。那天早上，她從機場開車去接弟弟，再一起去醫院探視剛動完心臟手術的父親。她剛從西雅圖搭紅眼班機到費城，但她弟弟卻看起來比她還糟：疲倦、凌亂又骯髒。他說自己才剛沖過澡，但她知道那不是真的。

隨著他們的父親逐漸康復，她多了許多時間能和其他手足（三個妹妹和另一個弟弟）談論她弟弟的事。所有人都注意到他的不對勁——怎麼可能沒發現呢？他會說一些極其不恰當的話，總是很大聲。他經常在睡覺，哪裡都能睡。而且他記不住任何事。其中一為姊妹說她很確定他又在喝酒了。話一說完，幾個人也點頭表示有同感。

即使是在情況惡化時，這位弟弟還是堅稱自己沒事。他不明白為何自己無法再找到板金師傅的工作。他沒有告訴他們，自己經常忘記重要的工作事項，而且還不只一次在他工作的工地裡迷路。

在他們父親手術結束的九個月後，住最近的這位姊姊計畫好要帶弟弟一起去吃早午餐。那天一早，他打電話確認了日期和時間。後來他又再打來，一次接著一次，共打了十二次以上。等她抵達要接他時，他竟然還沒穿好衣服，似乎完全忘了他們的計畫和他打的那些電話。她趕緊要他上車，接著載他到一間當地的急診室。她向那裡的醫生解釋，她弟弟變得非常健忘，而且個性也有明顯的改變。醫生們替他抽了血，並進行了斷層掃描，結果一切正常。他應該去看神經科醫生，醫生們向她建議。

於是這位姊姊安排他去費城郊區見亞當・偉恩斯坦（Adam Weinstein），神經科學中心（Center for Neuroscience）的一名年輕醫生。在第一次會面時，偉恩斯坦注意到幾乎都是姊姊在說話。他很快就明白為何如此。

這位弟弟安靜地坐在診療室裡。他沒辦法解釋這一年來發生了什麼事。他說他被解雇的原因是他「無法專注」，而不是因為他喝酒；這五年來，他一滴酒都沒碰。這個人在說話時，臉上絲毫不帶任何情感。他很難用「是」或「不是」以外的話回答問題，彷彿他會的詞彙已從腦海中揮發殆盡。儘管他知道現任總統的名字，但卻記不得今天是哪一年，或甚至今天是星期幾。

身為一名神經科醫生，偉恩斯坦見過許多患有失智症的病人。訣竅在於找出認知受損的原因，藉以逆轉情勢。這些原因都不常見，但值得調查看看，特別是當病患很年輕時。他會尋找後階段梅毒、維生素缺乏、甲狀腺問題的證據。由於這名病人之前在工作上會接觸鋼鐵，因此也會調查原因是否為重金屬中毒。癲癇有可能會影響大腦，因此他安排了腦電圖和核磁共振檢查，以免斷層掃描遺漏掉某項資訊。

血檢結果並無異狀。腦電圖顯示這個人的大腦運作比正常還要緩慢，但並無癲癇發作的證據。核磁共振檢查預定在數周後進行。如果找不出可能的原因，偉恩斯坦知道他將必須要和這家人談話，以幫助他們了解所愛的人罹患失智症後，該如何與他相處。

傍晚，偉恩斯坦接到了神經放射科醫生的電話。對方負責檢視該病人的磁振成像，結果發現了偉恩斯坦曾經讀到但從未見過的一種狀況：嚴重自發性顱內低壓，又稱為「腦下陷症候群」。

正常來說，大腦這個脆弱的結構藉由在腦脊髓液中浸泡漂浮，進而得到緩衝與保護。然而當罹患該疾病時，腦脊髓液會消失。偉恩斯坦抽出病人的磁振成像。那些影像顯示出他的大腦（通常稠度應該就像清盈鬆軟的卡士達醬）堆在顱骨底部。整個大腦似乎下陷通過了脊椎管的洞，也就是脊髓顯露出來的地方。偉恩斯坦能了解為何這個人的記憶和情緒會受到影響，以及為何他說話那麼大聲了。因為他的顳葉（掌管聽力、形成記憶和產生情緒的地方）被往後和往下拉扯，如同鹹味太妃糖般延展了開來。

偉恩斯坦立刻開始研讀腦下陷症候群的相關資料。該病症通常是由大腦和脊髓周圍的硬膜破洞所造成，而這層硬膜稱為「硬腦膜」。偉恩斯坦知道第一步就是要找出漏洞。一旦找到了洞口，就能將病人自己的血液注入該區域，以暫時填補洞口，使其有機會癒合。

他將病人送至附近的社區醫院，並安排成像檢查以尋找漏洞。在檢查過程中，顯影劑會被注射進硬腦膜內，使漏洞處變得明顯，因為顯影劑會隨著腦脊髓液從硬腦膜滲出。然而，儘管神經放射科醫生懷疑該處有漏洞，他們卻找不到。

這名病人被轉到了一間更大的醫學中心。那裡的醫生也沒有順利找到漏洞，但他們還是嘗試進行治療。他的血液被注射進他的脊椎三次。每一次他都會好轉一至二周，但接著滲漏的情形又出現，導致他的進展在一夜間又全部歸零。

最後，某位醫生鼓勵這家人聯絡西岸的一名神經外科醫生，對方近來發展出一種修補這類漏洞的實驗性技術。這位外科醫生是洛杉磯西達－賽奈醫學中心（Cedars-Sinai Medical Center）的伍特・史奇艾文克（Wouter Schievink），儘管只治療過幾位病患，但他是少數研究這種罕見怪病的外科醫生之一。在與西達－賽奈的神經放射科醫生合作下，史奇艾文克能以更好的方法找出漏洞，並進行修復手術。

住在西岸的姊姊利用電子郵件，將她弟弟的X光檢查報告寄給了史奇艾文克。帶他過來，這名外科醫生對這位走投無路的姊姊說。如果他能找到漏洞，就會動手術。

數周後，這名病人來到西達－賽奈。結果史奇艾文的團隊成功找到了漏洞。尋找過程著實困難，因為顯影劑病沒有滲入周圍的空間，而是流進一條脊髓血管內，接著很快就被血液稀釋帶走。隔天，這名病人被送進手術室後，醫療團隊花了三小時找出滲漏處，填補了那豌豆大小的漏洞。

復原的過程既緩慢又殘酷。這名病人的大腦早已適應了因漏洞而形成的顱內低壓，然而一旦漏洞經修復且壓力恢復正常後，他的大腦和所有連結的血管都必須要重新調整。在最初的那幾天，他的頭持續不斷地抽痛，而且只要一吃東西就會吐。但漸漸地，非常緩慢地，情況開始好轉。家人們看著這位如此熟悉的手足，從失智症的混亂生活中重新振作，都覺得很不可思議。一個半月後，他已經能回家了。四個月後，他得到了醫生們的批准，準備回到工作岡位上。

他從那時起便一直都有工作，並且期待著感恩節到來時與家人見面。今年，他告訴我，他有很多事情想要感謝。

出乎意料的酩酊大醉

無線電傳出了靜電干擾的爆裂聲。當時是周六夜晚，急診部門擠滿了人。一位救護員的聲音取代了原本的尖銳電子噪音：「這裡有一位意識狀態改變的三十五歲白人男性，他的朋友認為他可能誤食了一些藥物。」數分鐘後，一位金髮年輕人被推進了急診室。他不斷吼叫著猥褻的話，同時企圖掙脫擔架上用來固定住他的捆帶。「我要離開，」他大喊。「我要離開。」

負責的醫生五十多歲，有著溫和的棕色眼睛和修剪整齊的鬍鬚。他走近那三個站在病人床邊的人。「我是薛佛森（Shavelson）醫生。你們能告訴我發生了什麼事嗎？」那三個人同時開始說話，然後停了下來。其中一位年輕人再度開口：「今天早上他還好好的。我和他一起吃午餐。然後他去洗三溫暖。幾個小時後他打電話給我，說他覺得自己好像被下藥了。」他告訴這位友人他覺得很熱，而且頭昏眼花，走路有點困難。等回到家時，他覺得更糟了，完全沒有好轉。於是他聯絡了住在附近的朋友。根據他的描述，他看不太清楚，彷彿自己身處於一條非常狹窄的隧道裡。他的手臂和手有種奇怪的感覺，而且感到刺痛。等他的朋友們抵達後，這位年輕人已經神智不清、喪失判斷力了。「從他看著我的樣子，我知道他認不出我是誰，」另一位年輕人表示。他們全都點頭。「他平常不是這樣，」其中一位朋友對這名急診室醫生說。「他以前從未發生過這種狀況。」

他沒有任何醫療問題，只有在幾個月前騎腳踏車時發生意外，導致手肘骨折和安全帽被撞凹。這名病人不菸不酒，也不曾服用任何非法藥物——至少就他們所知是如此。他身材修長、體態結實，而且保持得很好。他穿著牛仔褲和扣領襯衫，只不過襯衫如今因汗水和嘔吐物而濕透。醫生從他呼出的氣息中聞不到酒味，也沒有糖尿病患在急需胰島素時會出現的水果味。

他沒有發燒，血壓也很正常。雖然他一直大口呼吸，彷彿剛賽跑完一般，但手指上的測量儀顯示他的氧氣量充足。其餘的體檢結果也很正常，除了他的手指彎曲、肌肉收縮，就像是緊握著一顆球似的。不過最驚人的異常之處還是這位年輕人的意識狀態。他神智不清到甚至無法遵從簡單的指示。他沒辦法告訴醫生他的名字和住址，而且當被問到時，他猜測今年是一九九〇年。

隆尼・薛佛森（Lonny Shavelson）醫生在急診部門有數十年的經驗，經常聽見病人聲稱自己被下藥，但結果往往都不是這麼一回事。大多數的藥物濫用都是自願的。然而，神智不清和躁動確實是符合藥物濫用的症狀。這位醫生考慮了其他較少見的神智不清起因：腦膜（即大腦堅硬的保護層）若受到感染，也有可能造成神智不清；不過在這種情況下，一般還會出現發燒或其他病徵。

這名病人是否有可能在三溫暖中變得過熱而危及健康？儘管口溫的測量結果正常，但口腔溫度計有時不太可靠，還需要測量肛溫才能確認。另一方面，他的朋友清楚提到他是在離開三溫暖後才開始惡化，因此不像是高熱的案例。脫水是一種可能，但通常會導致頭暈，而非神智不清。另一種相反的情況也可能是原因，那就是水中毒。這種症狀較常見於耐力運動員；當大量出汗的跑者在短時間內攝取過量水分時，就會導致水中毒。換句話說，為預防脫水所做的努力產生了反效果，造成正常身體的化學作用被稀釋。實際上，這種情況對跑者來說甚至都算罕見，但還是有可能發生。

薛佛森醫生將注意力轉向這名病人的其他體檢發現：換氣過度。這位年輕人一直都在深呼吸，且自從他抵達急診室後就是如此。他的許多症狀都是換氣過度的典型特徵：隧道視野、手腳刺痛和緊繃彎曲的手指。然而該問的問題是，他為什麼會換氣過度？他是否曾因受傷而影響到大腦的呼吸中樞？損害若是如此嚴重，應該也會造成其他神經方面的症狀，但針對這點並沒有任何明顯發現。一個人若因為任何原因而導致血液過酸，也可能會持續大口呼吸。深呼吸能排掉肺部累積的二氧化碳，並迅速降低血液的酸度。舉例來說，當糖尿病患急需胰島素時，就會發生這種情況。阿斯匹林服用過量也可能會導致換氣過度、神智不清和噁心。他最近曾受過傷——會不會是當時為減輕手肘疼痛，而不小心吃了太多阿斯匹林？目前為止，在急診室裡最常見的換氣過度原因是焦慮。然而，換氣過度很少會造成如此嚴重的神智不清。

該現象是否有可能是神智不清所引發的反應而非起因？這名急診室醫生安排病人開始接受生理食鹽水滴注。如果他曾在三溫暖待了數小時，很可能會有脫水的情況。如果他有水中毒，那麼藉此補充鈉也會有幫助。他將血液和尿液送到實驗室檢驗，以找出使用藥物的證據，包括阿斯匹林。

血檢也能透漏是否有感染或電解質不平衡的情形。此外，這名醫生也針對該病人的動脈血液安排檢測，以檢查其酸度。他短暫地考慮是否要做腰椎穿刺或斷層掃描檢查，以尋找大腦受到感染或損傷的證據。不過他認為這些診斷的可能性較低，因此只有當其他方法得不到線索時，才會做這些檢查。

接著，這名病人的護士拿了一副氧氣面罩，將洞口都貼住，然後置於病人的口鼻上方。一般針對換氣過度的治療方式就是讓病人吸入自己吐出的氣，使以增加吸入的二氧化碳濃度。此外，他們也投以這名病人少量的減緩焦慮藥物。

動脈血液是從腰部進行抽取，過程痛苦，但檢驗結果立刻證實了換氣過度的診斷。反覆地深呼吸導致他的血液過鹼，進而造成視覺上的變化和僵硬彎曲的手指。其餘的檢查結果在接下來大約一個小時內也陸續回報。藥物篩檢的結果呈陰性：沒有阿斯匹林、鴉片類藥物、搖頭丸、天使塵或古柯鹼，也沒有發現受到感染的證據。然而，他的血液生化檢查結果卻很異常：血液中的鈉含量低到危險。

大腦對鈉和水的平衡極度敏感。當它們的含量不正常時，噁心和神智不清的情形就會隨之而來。低鈉血症❶（即血中鈉含量過低）若未經治療，可能會導致癲癇發作、昏迷甚至死亡。該病人已在注射的生理食鹽水輸液取代了他所流失的電解質。「他覺得自己就像喝醉酒似的，」這名醫生向病人的朋友們解釋。「而他確實是喝醉了——因為喝太多水而醉。」這名病人在接下來的一小時內開始好轉。他的三位朋友持續向醫生稟報他在搞清楚年份上的最新進展。「他已經講到了一九九九年，」他們開心地說。當他終於說到二〇〇四年時，他的朋友們都歡呼了起來。這名病人終於能把某些記憶的空白處給補回來了：當時他在三溫暖一直擔心自己脫水，於是喝了好多、好多的水。

這名病人在當天深夜就能回家了，但真正恢復到正常花了他一周的時間。「真令人驚奇，」某位朋友後來告訴我。「沒想到呼吸、流汗和喝水這麼稀鬆平常的事，竟然能對一個人造成如此大的影響。」

1 低血鈉症是一個血液電解質的症狀，但是導致低血鈉的原因與分類其實非常多，刻意喝水是其中一項鑑別診斷，然而過度換氣、神智不清且激動皆不是一般醫學認知上低血鈉會呈現的症狀，一般來說低血鈉呈現的症狀除了可能的抽蓄、主要會是虛弱無力與昏迷，這病人可能還是有其他原因，抽血檢驗的換氣過度有可能是呼吸鹼來代償潛在的代謝酸，這病人或許有運動員的橫紋肌溶解症。（姜冠宇醫生）

迷惘之河

受訓第二年的急診室住院醫生瓊・麥基（Jon McGhee）走進昏暗的隔間裡，輕鬆地向病人和她的未婚夫打招呼。「所以妳怎麼了？」他問。這名病人本身是一位醫生，也是麥基的朋友。他們兩人曾一起熬過實習的一年，而這種共患難的經歷正是許多長久友誼萌芽的開始。

她看起來還好，這位住院醫生心想，稍微鬆了一口氣。不過她心跳得很快，每分鐘一百五十下。血壓也很高，而且似乎很焦慮，但看起來不像生病的樣子。直到她開口說話。字彙如洶湧的河水般從她口中傾瀉——胡亂迸出的單詞，無意義的語句；儘管片段的理智散落其中，卻仍舊淹沒於湍流當中。麥基看著那位年輕男子，對方點了點頭。沒錯，這就是他們來到這裡的原因。

那位未婚夫解釋，這名病人整天都好好的，直到晚餐後，她開始說自己覺得反胃和頭昏眼花。這些症狀在短短一小時內開始惡化。她對他說自己感到虛弱難受、身體發燙，然後就不由自主地哭了起來。當她再度開口時，說的全是胡言亂語。這些狀況著實把他給嚇壞了。

這名病人二十七歲，擁有運動員般的體格，而且沒有顯著的醫療問題。前一年她曾昏倒過幾次，但大範圍的心臟檢查並無任何發現。她目前正在服用一種名為「克憂果」（Paxil）的抗憂鬱藥，偶爾還會使用另一種同類藥物「艾勒維爾」（Elavil）以助眠。她不抽菸，也幾乎不喝酒，從未使用過非法藥物，而且有每天慢跑的習慣。

當麥基開燈要為這名病人檢查時，她突然大叫。她的未婚夫告訴他，自從他們來到這裡後，光線一直令她感到難受。於是麥基把燈光調暗，開始為她檢查。她沒有發燒，嘴巴很乾，皮膚相當溫熱，但沒有冒汗。其他的檢查結果都很正常。除了心跳急促外，心電圖並未顯示出任何異狀。

麥基仔細思索著他朋友的狀況。對幾乎所有精神狀態有所改變的人來說，非法藥物一定會被列為其中一種可能的肇因，即使是這種看起來可能性極低的案例。此外，她所服用的艾勒維爾若是用量大，也可能會引發好幾種上述的症狀。她會不會是用藥過量？這種情況也會導致心跳加速和神智不清。不過艾勒維爾過量最危險的副作用是血壓過低，而她的血壓卻高到危險。還是這名病人有躁鬱症，而且已從鬱期轉換到躁期了？也可能這是某種完全不同的狀況，例如甲狀腺激素分泌過多？甲狀腺就像是一個有血有肉的汽化器，控制著身體機制運作的賣力程度：甲狀腺激素若是太少，身體的運作就會慢下來；若是太多，運作就會加快。

他問這名病人的未婚夫：她是否曾出現狂躁的徵象？她有失眠的病史，而難以入睡正是狂躁症與甲狀腺激素過多的一種病徵。結果未婚夫堅稱，在今晚以前她都還好好的。雖然她曾經歷情緒低潮，但自從服用克憂果後就好轉了。況且她的睡眠情形也不比平常糟。他停頓了一下。有件事令人在意：晚餐後，他自己也覺得有點怪；雖然不像這名病人那麼嚴重，但他的心跳也變快了，而且同樣感到噁心想吐和神經緊張。不過他現在已經沒事了。那晚他們都吃了從花園裡採的萵苣，那會不會和他們的症狀有關係？這名住院醫生立刻想到，最近有位病人差點死於殺蟲劑中毒，而那個人就和現在這名病人一樣說話語無倫次，不過倒沒有心跳加速或血壓過高的症狀，而是大量出汗。在尚未確定的情況下，這名醫生安排了幾項常規性血檢，以尋找是否發生感染，還是血液化學或甲狀腺激素出現異常？他也安排了尿檢，以確認是否含有非法藥物和艾勒維爾（她的助眠藥物）。

在他等待結果的同時，這名病人變得更焦慮了。她不斷下床走進急診室最混亂的中心地帶，擅自戴上手套並拿起病歷，彷彿自己正在工作；偶爾似乎還會出現幻覺。

檢查結果在當晚陸續出爐：血檢結果正常，甲狀腺激素沒有過高，藥物篩檢也全都呈現陰性。這到底是怎麼回事？

到了清晨，這名病人的血壓降了下來。她的神智稍微恢復，說話也變清楚了，不過還是離正常有一大段距離。這會不會是潛在疾病的一部分？有可能和她前年的暫時失去知覺有關嗎？她是否有輕微中風？她的肺會不會佈滿了血栓？儘管她的症狀在上述任一疾病中都不常見，但也不像是其他疾病的典型症狀。她的心臟科及神經科醫生經諮詢後都提供了意見。她做了腦部核磁共振以確認是否有中風，也做了胸部斷層掃描以尋找是否有微小血栓。結果一切正常。四天後，這名病人逐漸恢復並得以出院，而她的診斷結果依舊不明。

回到家中，這名病人為自己短暫陷入精神錯亂的情形感到擔憂。那天下午，她漫步到花園裡打算除草時，一個不請自來的訪客吸引了她的注意。在她種的綠色與紫色萵苣之間，夾雜了幾株美麗醒目的白花和黃花。這些花之前並不存在，而她也很確定自己從未種過這樣的植物。在尚未開花時，這種植物會不會被誤認為是萵苣，以致最終出現在她的沙拉裡？她將這些植物連根拔起放入袋中，然後開車到附近的一處苗圃。當她從袋子裡取出這些植物給苗圃老闆娘看時，對方驚呼：「別碰！它們非常毒！那些是曼陀羅花！」老闆娘向她解釋，這種植物又名「惡魔的喇叭」，有時亦被稱為「瘋草」，數個世紀以來以能夠引起短暫精神失常著稱。

這類植物所引發的症狀眾所周知，醫學院甚至教授了一種有助於辨識的記憶法：像帽客一樣瘋，像蝙蝠一樣盲，像骨頭一樣乾，像甜菜根一樣紅。而這所有的典型症狀確實都曾出現在這名病人身上。這種植物的毒素會導致瞳孔擴張，使眼睛變得對光線極為敏感。而根據她的未婚夫所述，她的臉確實也曾變得十分脹紅。不過這兩種症狀看來都被麥基給忽略掉了，因為他為了讓朋友舒服點而把燈光調暗。他注意到她的嘴巴和皮膚都很乾，也注意到她明顯的精神失常，但光靠這些線索還是不夠。而且等其他醫生見到她時，多數症狀都已消失了。

這名醫生出自體貼而將燈光調暗，但我認為這裡突顯出的問題不止如此。麥基並未堅持自己要能夠看清楚（至少不像他說要抽血或做斷層掃描時那麼堅持），我認為這是因為在這個高科技的醫學時代裡，我們不再真的相信體檢能作為一項重要的診斷工具。我們常常只是把該走的流程走完，而從未想像我們所觀察到的，其實就和儀器所做的檢測一樣，能夠提供我們相同的答案。於是乎到了最後，那樣的失去信心有可能會成為一則自我應驗的預言。

在這個案例中，儘管少了診斷結果，這名病人還是安然度過了危機，甚至靠自己找出了答案。最近我問她覺得自己為何會比未婚夫更受到曼陀羅花的影響。「我不太確定，」她回答。「或許是我吃得比較多。或許是這種植物加上克憂果的作用所致，畢竟抗憂鬱藥有可能會引發類似的副作用。」但不論如何，這都是一次很好的教訓，而她也希望能在醫學期刊上發表自己的故事，作為供人參考的案例報告。

憂鬱的徵兆

「妳最近去看妳的醫生了嗎？」這名女子焦急地詢問自己七十二歲的母親。母親從邁阿密來到紐約探視女兒，隔了好幾個月沒見，結果這位女兒幾乎認不出她來。母親一向身材纖細，現在看起來又更加消瘦；以往明亮的雙眼，如今在最近才凸起的頰骨上方直直發楞。

但還不只這些。那個她認識了一輩子、總是開朗外向、充滿活力的女人，已經消失了。如今母親開口閉口全是自己有多不舒服，而且一天當中有多數時間，她都躺在床上。

一切始於數個月前。當時，這位母親和她的伴侶正在義大利旅遊。在這段長達一個月的假期中，她不知為何性情大變，脾氣變得急躁易怒。八年前（也就是她丈夫驟逝的兩年後），她與這名男子墜入愛河後，共處的時光總是相當愉快。然而在這趟旅程中，所有與他相關、與他們兩人相關的事，都令她感到心煩意亂。突然間，她失去了和他一起旅行的慾望，甚至不想再見到他。更正確地說，她其實任何人都不想見。

回到家後，她並沒有感到比較好過。她本身是一位心理學家，很清楚焦慮的症狀有哪些；雖然過去她從未有過這種感覺，不過她曾在自己的病人身上見識過。於是她回去見她的心理醫生。在丈夫死後，她曾見過對方幾次。沒錯，那位心理治療師也同意，她確實看起來很焦慮，也很憂鬱。這名女子接受了心理醫生的診斷，但她也告訴對方，不只是精神狀態，就連她的身體也像是累到不想繼續運作。不過話說回來，這名心理醫生告訴她，心智畢竟是屬於身體的一部分。憂鬱的症狀通常會反映在身上，令人感到不舒服和疲累，而非難過。這種情況在年長者身上更是明顯。

於是這名女子開始服用抗憂鬱藥，並和心理醫生每周見一次面。當發現這麼做沒效後，她的心理醫生嘗試了另一種藥。後來還是沒有改善，於是她去見另一位心理醫生，對方又加了另一種抗精神病藥。等到這位母親去拜訪她女兒時，她服用的藥已多達四種：一種針對焦慮，兩種針對憂鬱，還有一種針對失眠。然而，儘管吃了這麼多藥，她的焦慮、憂鬱和失眠問題依舊存在。

她的女兒十分擔心。怎麼會沒有好轉呢？「去見辛蒂吧，」女兒說。她指的是母親長期以來的內科醫生辛蒂・米區─高梅茲（Cindy Mitch-Gomez）。

一回到邁阿密，這名女子立刻去見了她的醫生。當米區─高梅茲見到這位病人時，同樣為她擔憂不已。她的體重掉了，而且她掉的似乎遠不只這些。只見她低頭垂肩地坐在椅子上，彷彿挺直身子會耗費她太多氣力。在五個月前做定期體檢時，這名女子還像平常一樣精力充沛，沒想到現在既瘦弱又鬱悶，活像個幽魂似的。

這名病人向米區─高梅茲醫生解釋自己突然發展出焦慮和憂鬱，目前正在服用四種藥，並且和一名心理治療師定期見面，但還是覺得很不舒服。她放棄了每天早上的運動課，因為不想見到任何人。她沒有自殺的念頭，但無法忍受自己在剩餘的人生中活得如此難受。

她是當天的最後一位病人，米區─高梅茲醫生決定要為她進行徹底調查。這名病人有一些描述含糊的抱怨：她有時會感到噁心，偶爾醒來時全身是汗，感覺就像是再次經歷更年期一般。對米區─高梅茲醫生來說，這看來顯然不只是憂鬱的問題。雖然這名病人將重點擺在精神症狀，但米區－高梅茲擔心的是她的疲勞、噁心、體重下降和盜汗等情形。這名病人在近十五年前曾接受乳癌治療。會不會是乳癌復發侵襲到她的肝、肺或腦部？在這麼多年後發生這種事算是極其罕見，但並非毫無可能。

如果不是癌症，那會是什麼呢？甲狀腺機能低下在年長者身上很常見，維生素B12缺乏症也是，而這兩者都有可能導致憂鬱。這位病人經常造訪美國東北部，所以這會不會是某種新型的萊姆病？她將病人送至實驗室進行血檢，並安排了胸部X光、大腦掃描，以及腹部與骨盆的掃描檢查。

血檢結果很快就回報了。她的甲狀腺和維生素B12都很正常。這不是萊姆病。胸部X光並未照到任何異常。頭部斷層掃描也一切正常。然而腹部和骨盆的掃描結果卻不是如此：在她的左邊卵巢和子宮附近照到了小小的異狀，經陰道超音波顯示，那是一個長在卵巢上的小腫塊。在進行了幾項檢測後，一位婦科醫生建議她移除卵巢和子宮。

這名病人的伴侶甚至在她還沒離開手術室前，就得知了這項消息：她罹患了卵巢癌，而且已擴散到其中一條輸卵管。不過外科醫生要他放心，腫瘤已經完整移除了。

手術後，這名病人再也沒有癌症了，但她的情緒還是很低落。米區－高梅茲醫生將她轉介給一位專長為癌症與憂鬱症的心理醫生。她不太確定這兩者之間有何關聯，不過又覺得如果真的毫無關聯，那就是一場奇怪的巧合了。

於是這名病人去見了M．碧翠絲．柯里爾（M. Beatrice Currier）醫生，對方專門研究癌症與憂鬱症之間的生化連結。柯里爾醫生告訴她的新病人，相較於未罹癌的人，癌症患者得到憂鬱症的機率高達那些人的三倍。這背後的原因並不只是罹患癌症令人沮喪，而是某些癌症（或許可說是大多數癌症）有可能會促使身體釋放化學物質，然後這種化學物質再進一步向大腦傳遞信號，使其發展出憂鬱症狀。這種現象最早是在一九三一年時經公布於世；當時，賓州大學的神經科醫生喬瑟夫・亞斯金（Joseph Yaskin）針對四名只出現精神症狀、其他方面都很健康的中年病人，發表了一系列的病例報告。這些病人最初遭認定為罹患遲發性憂鬱症和焦慮症，結果幾個月內被發現得了胰臟癌。亞斯金提出假設，認為憂鬱是「中樞神經系統對漸進性內臟病症所產生的毒素或新陳代謝變化」，所做出的一種反應；而漸進性內臟病症指的就是癌症。

更近期的研究則指出，面對腫瘤或感染所造成的傷害，人體的反應是釋放出傳遞信號的化學物質，也就是細胞激素。這些信差會和身體的其他部位溝通，例如免疫系統、大腦和腸道，促使該部位對傷害產生反應。不同的信差會引發不同的反應，而某些癌症所觸發的細胞激素經發現不只會引起強烈的免疫發炎反應，還會造成神經方面的變化，進而導致憂鬱。某些研究學者提出假設，認為憂鬱和焦慮所導致的行為變化（像是昏睡以及避免與他人接觸），有可能會在感染或損傷的情況發生時，為病人提供一種生存上的優勢。

柯里爾醫生告訴她，人體在面對異常細胞的侵入時，會釋放出大量的細胞激素以作為反應，而這些化學物質會促使大腦產生憂鬱的情緒。數個月來，這名病人第一次感受到一絲希望。聽到自己的憂鬱是有原因的，似乎令憂鬱變得稍微容易忍受了。隨著癌症的消逝，她問柯里爾醫生，她的憂鬱症是否也會逐漸好轉？理論上是這樣沒錯，柯里爾醫生同意她的看法。

果不其然——慢慢地，憂鬱的症狀在數個月內消失了。去年，柯里爾醫生協助這名病人成功戒斷她所服用的精神藥物。她的體重逐漸回復，也重新開始上運動課了。「我回來了，」她得意地對我說。而這一切都要感謝她的醫生：感謝她察覺看似一般的憂鬱症，背後的成因可能沒那麼單純。

嚴重精神錯亂

「這真是個天大的錯誤。」這名男子坐在不牢固的塑膠椅上，身子向前傾。他的眼睛炯炯有神，手臂環抱著身軀，雙手緊緊抓住自己單薄的肩膀。「你知道我是誰嗎？」他問。「你真的知道嗎？」他稍作停頓，接著又說：「我需要打電話給我的律師。」他扭曲的臉露出了猙獰的微笑，然後開始在這個小房間裡踱步。他身材瘦長、肩膀寬闊，但穿了一件很髒的衣服，在消瘦的身子上顯得鬆鬆垮垮，感覺他從衣服還很新的時候一直到現在，體重掉了許多。潔西卡・麥考伊（Jessica McCoy）是就讀第三年的醫學生，她緊張地瞄向陪她一起來訪問病人的醫生。對方點點頭表示鼓勵，於是她回過頭來繼續面對病人。「告訴我你為什麼來到醫院，」她又問了一次。根據他那單薄的病歷所述，他在急診室裡曾抱怨過背痛。他向那些醫生解釋，他的「敵人」曾闖入他家，對他注射毒藥；那就是造成他背痛的原因。

「我告訴其他醫生這件事，結果現在他們不讓我離開，」這名病人說。「太過分了。我是這個世界上最富有的人耶！我要打電話給我的律師。」他說話時瘋狂地比劃著手勢，臉卻不時扭曲，不自主地露出詭異的微笑，與他強烈表示抗議的態度極不協調。但麥考伊很有耐性，於是真相慢慢浮出了水面。這名病人今天提到背痛令他困擾，不過麥考伊認為他的背痛可能已持續一陣子了。他好幾天都難以入睡，無法進食的天數甚至更久，而他自己也不知道原因。他三十八歲，不怎麼喜歡看醫生，也從未看過精神科醫生。他從未進過精神科病房，直到現在。他告訴他們，他是一位有名的歌手，曾錄製唱片，達到白金銷量，還在世界各地巡迴演出。但他們怎麼會沒聽說過他？他不菸也幾乎不酒，從未使用過非法藥物。沒有家人。說話速度飛快，以致字有時會擠在一起，令人難以聽懂。偶爾他會將自己的回答編進節奏裡，用饒舌的方式訴說自己的經歷。

麥考伊和在場的第二年精神科住院醫生馬修・赫福德（Matthew Hurdord）都清楚知道，他們光靠他所描述的病史是無法做出診斷的。他們還需要為他做檢查，也需要進行血檢。這個人顯然有精神失常的問題。他的精神異常亢奮，無法進食或睡覺，而且說出口的話就像是用高壓水管噴出的水柱。然而是什麼造成了這一切？藥物（古柯鹼或安非他命）應該是造成這種精神失常最常見的原因，但這名病人否認自己曾使用任何藥物。體內的化學組成出現異常（甲狀腺激素過多、鈉太少），也可能會改變大腦運作的方式。還是這真的是精神疾病嗎？會不會是躁鬱症的初期表現，也就是躁期的階段？但以出現的年紀來說，似乎有點太晚；躁鬱症和精神分裂症一般會出現在青少年晚期或成年早期，而且通常會在家族中流傳。又或者這是一種腦部疾病？器質性腦部疾病可能會有類似於精神疾病的表現，但通常會因體檢的特徵發現而露出馬腳。儘管麥考伊積極鼓勵他，但這名病人十分固執：他們不能做檢查，也不能抽血。「我知道我有哪些權利，」他說。「不要抽血，我不要抽血。」他堅稱自己一點問題也沒有。接著他坐回椅子上，雙臂緊緊環繞在胸前，再也不願意說話。

醫學生和醫生離開上鎖的病房後，試著拼湊出真相。藥物似乎不太可能是原因；急診室將尿液送去化驗，以針對最常見的藥物進行篩檢，結果所有的檢測結果都呈陰性。雖然他否認有任何精神疾病的家族史，但他的說法可信度有多高還不清楚。他們需要更多的資訊。在急診室裡，這名病人留下了某個女人的名字作為緊急連絡人。於是麥考伊回去問他是否可聯絡這名女子。「當然可以，」他說。「她會告訴妳我是誰。然後妳就必須要放我走了。」

麥考伊聯絡了這名女子。「太好了，他沒事，」對方顯然鬆了一口氣。這名病人已失聯了好幾天，他的其中一位姊妹甚至向警局通報他為失蹤人口。這名女子和他已認識兩年。她注意到他變得越來越內向安靜，也越來越怪異。他會盯著電視看好幾個小時，而且都沒有開音量。他似乎變得很偏執和疑神疑鬼。「我還是愛他，但現在的他就像是一個完全不同的人，」她告訴麥考伊。這名女子證實了這名病人所說的部分經歷：他從未看過精神科醫生，不菸不酒，也沒有濫用藥物。他很愛玩音樂，在療養院裡擔任廚師，但最近因為行為變得詭異而丟了工作。他的父母都已去世，不過他還有其他家人：一個目前就讀大學的十八歲兒子，一個哥哥和兩個姊妹。「他媽媽年輕時因為某種罕見的遺傳疾病而去世，」這個女人說。「我不清楚是什麼病。」她稍作停頓。「我一直在想，他是不是也得了一樣的病。」麥考伊急忙跑去找赫福德，告訴他這個消息。

確實有某些罕見的遺傳疾病發展速度緩慢，且有可能表現出精神疾病的樣子。威爾森氏症（Wilson's disease）是經由飲食攝取了過多銅離子所致，而這種疾病有可能會造成抽搐和易怒的情形。急性間歇性紫質症也可能會導致精神錯亂，但在那之前幾乎總是會先發生嚴重腹痛。然而，這名醫生立刻就將注意力擺在亨丁頓症（Huntington's disease）上。這種神經疾病有可能會引發精神疾病的症狀（通常是憂鬱），而且會伴隨著一種名為「舞蹈症」的動作障礙（舞蹈症的英文chorea是源自希臘文的「舞蹈」一字）。這名病人的臉部扭曲表情和誇張手勢都是該疾病的典型特徵，而該疾病在過去則是被稱為「亨丁頓舞蹈症」。每一個父母罹患此症的孩子都有一半的遺傳機率。

於是潔西卡・麥考伊在赫福德醫生的陪同下，再次前往這名病人的病房。當他們問起他母親的疾病和去世時，他的答覆既快又明確。是的，她有亨丁頓症，但他確定自己沒有。他沒有接受過檢測，不想被檢測，也不需要被檢測，因為他沒有罹患這種疾病。那天傍晚，麥考伊聯絡了這名病人的姊姊。她證實了他們的母親確實是死於亨丁頓症。他們之中最年長的哥哥也得了這種病，目前待在療養院裡。聽到自己的弟弟很可能也得了亨丁頓症，令她感到相當難過，儘管之前在聽聞他的怪異行徑後，她就已經開始有所懷疑。「我想現在我也必須要開始擔心他兒子了。」

在他的兩位姊妹、兒子和姪子姪女花了數天說服他後，他終於肯讓醫生替他抽血以確認診斷。他們已經讓他同意服用抗精神病的藥物了，很快地偏執和妄想的情況就會開始消退。等到周末時，他已經能夠出院回家接受家人的照顧了。數周後檢測的結果回報，確實是呈陽性。

最近我聯絡了這名病人的姊姊（也就是這一家的女家長），希望能知道診斷後的這十八個月來他過得如何。據她所述，那些藥物很快地讓他恢復到幾乎完全正常，但即使是在恢復時，他還是不相信自己有亨丁頓症。之後他很快就停止服藥，彷彿他比較希望活在妄想中，而非回到自己患有亨丁頓症的現實裡。這些日子以來，他都待在一間當地的庇護所。家族成員爾會去探視他，但他總是拒絕回家。或許遠離家人是他逃避亨丁頓症的方式吧。「我能理解，」她告訴我。「我又能跟他說什麼呢？如果他發生了什麼事，我們的愛會因此而改變嗎？他知道不會的。我們能做的就是給予照顧；不管他在哪裡，我們都會這麼做。」

高壓型瘋子

這名病人躺在床上掙扎著呼吸，同時因恐懼而睜大眼睛。床邊的護士看起來幾乎也一樣害怕。當甘迺迪・柯斯葛洛夫（Kennedy Cosgrove）醫生走進病房時，她轉身對他說：「我量不到血壓，醫生。她的血壓太高了。」柯斯葛洛夫感覺到自己的血壓也跟著飆高。在華盛頓州艾德蒙市（Edmonds）史蒂芬醫院（Stevens Hospital）的精神科病房裡，大多數病人在生理上都很健康，而身為精神科醫生的柯斯葛洛夫，從實習階段一直到現在，都沒處理過這樣的緊急狀況。他安排了心電圖檢查，並迅速打電話給待命的內科醫生。

十天前，這名病人被警方帶到這所醫院的急診室。據他們所述，她打電話向她青少年的兒子告別，打算要自殺。結果她兒子和警察發現她在家中大吼大叫、語無倫次，而且不停哭泣。

當柯斯葛洛夫在當天稍晚見到她時，他的第一個想法是，儘管她古怪的行為在精神科病房中並不罕見，但看起來還是和其他病人不太一樣。她的髮型俐落，指甲乾淨且修剪整齊。雖然她看起來疲累又衣冠不整，但並不像是患有慢性精神疾病的人。

在自我介紹後，柯斯葛洛夫詢問這名病人是否知道自己為何在此。她的眼裡充滿了淚水。她無法再忍受對人生的失望了，她告訴他。他同情地點了點頭。她不斷在床上動來動去。「我已經被通報有七次自殺企圖了！通報的人就是警察！」她大吼著，憤怒的情緒突如其來。接著她懷疑地瞇起眼睛。「你聽說過這件事嗎？」有一場針對她而發起的陰謀行動——策劃的單位是華盛頓州和波音公司。有時她甚至能聽見他們對她說話；他們的聲音從她的腦海裡傳來。她咯咯地笑了起來，接著又變得很生氣。「出去！出去！出去！」

在護理站裡，柯斯葛洛夫檢閱了急診室所收集的病人相關資訊。她三十九歲，已離婚，一個人住。她目前服用兩種降血壓藥物，另外還有一種抗憂鬱藥和一種名為「專思達」（Concerta）的興奮劑；後者是利他能（Ritalin）的長效型，用來因應注意力缺失症的診斷。

儘管不清楚她服用這些藥多久了，但柯斯葛洛夫很快就將注意力放在她的興奮劑上。雖然很少會發生，但精神錯亂和狂躁確實是專思達的副作用，這點有據可查。那是她症狀的起因嗎？又或者只是潛在躁鬱症的躁期發作？

柯斯葛洛夫把這名病人的興奮劑停掉，並試著要她開始服用抗精神病和穩定情緒的藥物。她拒絕了，因此他只好用注射的方式投藥。漸漸地，她的行為開始改變。情緒的波瀾起伏和怒氣的突然爆發變得較少發生了。但奇怪的是，她的錯亂想法和偏執妄想仍舊存在。通常這些症狀會一起改善或惡化。而她的血壓現在更是達到了顯著的高峰。高血壓和精神錯亂之間會有關聯嗎？

待命的內科醫生蜜雪兒・高登（Michelle Gordon）匆忙趕到病人床邊。她替她量了血壓，結果高到危及性命：二四〇／一一〇。她立刻將這名病人轉到加護病房。

一名已在服用降血壓藥的年輕女性發生這種血壓急速攀升的情況，高登將可能原因列成簡短清單並看過了一遍。目前為止最常見的原因是非法藥物。她待在上鎖的病房裡，似乎不太可能取得，但高登還是會加以確認。輸送血液至腎臟的動脈若變窄，也有可能造成這種間歇性高血壓。雖然這種病症通常好發於年長者，但有時基於某些不明原因，也可能會出現在較年輕的女性身上。

在清單上的第三個可能原因，是腫瘤分泌了太多會導致血壓上升的其中一種激素。這些激素大多是由腎上腺（位於腎臟上方的微小器官）所製造。其中一種激素叫做「醛固酮」，作用是控制體內鹽分的含量。太多鹽會導致血壓上升，有時甚至會大幅升高。也有可能是這名病人有嗜鉻細胞瘤（一種罕見腫瘤，會導致腎上腺製造出過多的類固醇激素；在此所指的不是腎上腺素，而是「皮質醇」）。總之，不論是醛固酮或皮質醇過量，都有可能造成血壓飆高。

在加護病房裡，高登開始替這名病人施以靜脈注射藥物，以幫助她的血壓回復到正常範圍。接著她安排了高音波檢查，以評估輸送至腎臟的血液流量，以及測量腎上腺的大小。這些腫瘤通常會導致腎上腺腫大。高登站在病人身旁，同時超音波技師在這位苗條女性的腹部上移動著探頭。他指出了流向腎臟的血流，看起來不完全正常，但動脈似乎也沒有窄到足以影響血壓。隨著技師嘗試找到一個清楚的腎臟視角，螢幕上的模糊畫面也跟著轉變。「你能看一下這個嗎？」這名技師呼喊著。他所指的右側腎臟看起來很正常，但上方的腎上腺卻明顯腫大。

高登將血液與尿液的檢替送去化驗，以辨別哪一種關鍵激素才是元兇。她懷疑是病人得了嗜鉻細胞瘤。儘管這種腫瘤極其罕見，而這名病人也沒有抱怨過頭痛，然而在該疾病中會看到的促進激素激增，有可能就是造成血壓飆高的原因。檢測結果在隔天出爐，結果證明高登的預感是對的：她的確有這種會製造類固醇的罕見腫瘤。

柯斯葛洛夫一聽到他病人的診斷後，開始猜想自己的精神症狀是否也可能是類固醇激素過量所致。他讓這名病人停用專思達，因為他知道這種興奮劑有時會引發精神錯亂和狂躁。

如果這種興奮劑有時會造成精神錯亂和狂躁，那麼這個會製造激素的腫瘤是否也會有同樣的作用？柯斯葛洛夫找到了數篇論文，上面描述的是和這位女性一樣的病人：他們除了患有嗜鉻細胞瘤外，也有精神錯亂和狂躁的情形。一旦腫瘤遭到移除後，這些症狀就跟著消失了。這種現象並不常見，但確實有人描述過。

這名病人被轉到一間更大的醫院，以進行棘手的腫瘤移除手術。當她回到史蒂芬醫院的精神科時，她仍舊有精神錯亂和妄想的情形。但柯斯葛洛夫很有耐心；他所閱讀的論文提到復原需要花時間。在接下來的數周內，這名病人的思緒開始變得清晰，偏執逐漸減退，狂躁也消失了。等到她出院時，也就是手術的一個月後，她的血壓已恢復正常，而她本身的狀態也是。她的醫生慢慢地讓她停掉降血壓和抗精神病的藥。最後，在過了一年半後，她終於不需要仰賴任何藥物；一直到今天，也就是手術的三年後，她仍舊維持如此。

如今在和這名病人交談的過程中，真相似乎清晰可見：腫瘤所引發的症狀在她進急診室的數年前就開始了。但她的症狀很怪，時斷時續，包括手臂和胸口出現劇痛，焦慮，短暫的血壓飆高，突然變得過於神經質而無法專注。她在前一年被診斷出注意力缺乏症，並開始藥物治療後，導致她最終住院並接受診斷的狂躁和妄想才開始出現。在那之後，她的人生陷入混亂，她的三個小孩也無法再和她同住。刺激物的加乘作用（包括腫瘤所製造的激素和她服用的興奮劑）似乎就是促使她精神錯亂的原因。

這名病人說她幾乎認不出腫瘤移除前的那個自己。在她離開醫院後，她請人送了簡短的感謝便條給柯斯葛洛夫：「謝謝你替我重拾人生。」

第六部

完全失去意識

不省人事的周六夜

這名年輕女子躺在擔架上，雙眼緊閉，手臂和腿不停動來動去。她的母親站在門口，被眼前的景象嚇到無法移動身子：她那正值二十年華、健康又有活力的女兒，如今竟變得臉色蒼白，而且對外界毫無反應。她走到床邊，輕輕撫摸女兒滿是汗水的臉頰。「我的小女孩，妳做了什麼？」她在這名年輕女子的耳邊低聲說。

這名年輕女子似乎聽不見，甚至不知道她母親人也在紐約雪城（Syracuse）上州大學醫院（Upstate University Hospital）的急診室裡。急診室醫生能告訴這位母親的，只有她女兒是在那天一大早時被一名年輕男子送來的。分診護士跟這名男子說過話，他表示在前一晚，這名女子曾和他一起去演唱會。他們在演唱會中曾分開一陣子，等到他們在當晚結束前會合時，她看起來似乎很愉快，甚至有些飄飄然的感覺。她睡在他家的沙發上，而那天早上當他試著叫醒她時，她甚至連眼睛都張不開。他告訴護士，雖然他感到擔心，但還是讓她繼續睡。後來，她開始出現尿失禁和嘔吐的狀況。於是他終於送她到急診室，然後就離開了。

內疚和憤怒的感覺籠罩著這名母親。她為了自己的女兒徹夜沒睡。這個女孩每次說好會回家，就一定做到，但前一晚她卻沒有回來。那天早上六點，這名母親開車到那些和她女兒一起出去的朋友所住的公寓。沒錯，她女兒在那裡，一個睡眼惺忪、看似宿醉的年輕男子告訴她。她正在睡覺。筋疲力盡又加上擔心害怕，這名母親的如釋重負轉變成怒氣。她女兒怎麼可以忘了打電話，讓她母親擔心一整晚？你跟她說她完蛋了，她告訴那位年輕人，然後就離開了。現在她不斷責備自己，為何當時不進去屋內，試著帶她回家？她怎麼可以把她留在那裡？到底是哪門子的朋友會把一個生病的女孩帶到急診室，然後就這樣消失了？

這名年輕女子無法回應別人呼喚她的名字，也無法回答問題。當急診室醫生蘿倫・皮帕斯（Lauren Pipas）為她進行檢查時，她甚至無法聽從最簡當的指令。唯有當這位醫生用指節去揉這名女子的胸口時（一種用來確認病人對疼痛是否能反應的手法），她似乎才對周遭的世界有所意識。她開始移動，企圖逃避指節的施壓，並發出呻吟，但就算這樣，她還是沒有睜開眼睛。她沒有發燒，心跳也很正常。

當這個年紀的病人被送進來時毫無反應，又沒有明顯的病痛時，藥物中毒或服藥過量是最有可能的原因。皮帕斯安排了尿液藥物篩檢，能夠驗出最常遭到濫用的幾種藥物。她也替她做了血檢，以確認是否有乙醯氨酚和水楊酸鹽（阿斯匹靈裡面的有效成分）。上述的任一種非處方藥物要是服用過量，在沒有迅速接受診療的情況下，就有可能致命。而儘管服藥過量看起來最有可能，皮帕斯還是需要確認沒有其他的狀況。那位年輕人提到的尿失禁顯示有可能是癲癇發作。於是她也安排了心電圖、胸部X光、頭部斷層掃描和常規檢驗項目，包括血球計數和血液化學檢查。她也會針對甲狀腺疾病和懷孕進行檢測，這兩者常見於來到急診室的年輕女性。

檢驗結果很快就回傳了。心電圖和斷層掃描結果正常。她的體內並沒有任何一種最常遭到濫用的藥物；沒有酒精、沒有大麻，也沒有鴉片類藥物。乙醯氨酚的尿檢呈陽性，但那似乎不太可能是她毫無反應的原因。她的血清鈉（一種關鍵的血液化學元素，對多數的身體功能來說很重要）低到可能會有危險。鈉含量偏低，也就是所謂的低血鈉症，有可能會導致意識喪失和癲癇發作。若是未經改善，有可能會造成永久的腦部損傷，甚至死亡。鈉含量嚴重偏低的情況，清楚解釋了這名年輕女子失去知覺的原因。但她的鈉含量為何會這麼低呢？這是一個很重要的問題，但是必須要等到這名女子狀況穩定後，才有辦法找出答案。

皮帕斯準備了生理食鹽水注射液，以取代不可或缺的電解質。她也向這名女子施予鎮靜劑，以減緩躁動的情形。接著她聯絡了加護病房的醫療團隊。在加護病房輪調的第四年醫學生尚恩・柯爾（Shaun Cole）最早抵達。他檢視了這名女子的病歷，並仔細打量著這位病人。鎮靜劑使她持續不斷的動作停了下來，但她還是只對疼痛有反應。他要求她的父母和同樣來到醫院的哥哥，告訴他病床上這名女子的相關資訊，特別是在過去這二十四小時內發生的事。

她的家人告訴他，她曾和一些朋友外出。是位好學生，周末都在一家當地的餐廳工作以賺取學費，沒有很多空閒時間。她曾使用過藥物嗎？柯爾問。她的父母向他保證，她只會喝酒，除外沒別的了。

她的手機呢？這位病人的哥哥在一個袋子裡仔細翻找，從他妹妹的個人物品中拉出一支手機。她打了一堆電話給她的朋友們，這點並不令人意外。接著柯爾開始點進手機裡的即時訊息。他看到數個地方都提到「莫莉」——誰是莫莉？Google很快就提供了答案：那是搖頭丸的別稱。搖頭丸是一種安非他命的衍生藥物，通常使用在演唱會或狂歡派對上。但那種藥怎麼會和這名女子目前的狀況有關呢？

那天下午柯爾開始尋找線索。搖頭丸經證實會引起這種極端的低血鈉症，而這種情況特別常見於年輕女性。這種藥會影響大腦和腎臟，促進水分的留存，進而稀釋體內的鈉。目前仍不清楚為何會有人產生這種反應，但急診室的個案報告顯示，該反應與服用量較高並無關聯，並且有可能發生在過去曾使用這種藥物的人身上。這是一個很危險的副作用。就這些因為搖頭丸而發展出低血鈉症的人來說，幾乎每五個人當中就有一個因而喪命。其他人則落得腦部永久受損的下場。

當這名病人在一周後終於甦醒時，她的大腦顯然遭受到損害。她說話的方式變得混亂緩慢，視力也受損。她必須重新學習閱讀和書寫。她花了接下來幾周的時間，重新拾回她所失去的一切。令人難以置信的是，她只比她的同學晚一個學期從大學畢業。她告訴我她幾乎沒有在服藥，過去只用過一次搖頭丸而已。如今從那次恐怖經驗中留下的所有遺跡，成為了她的回憶錄，提醒她必須要多麼努力掙扎，才能恢復成過去的自己。

在這名年輕女子努力復原的同時，她母親希望能預防女兒的經歷再度發生在其他人身上。這名女子身體嚴重不適的情形持續了好一陣子，很可能在別人送她到急診室的數小時前就已開始。為什麼會這樣？她的朋友們是不是擔心若透露出前一晚吃了什麼藥，他們可能被捕？若不是因為擔心自己會惹上麻煩，或許他們會提前送她到醫院。

他們的行為很愚蠢，但這名母親能了解他們的畏懼。她決定要針對這件事做點什麼。在州參議員和其他人的幫助下，這名母親為促使紐約州通過《好撒瑪利亞人法》（Good Samaritan Law）而四處遊說。最先實施這項法律的是新墨西哥州；在其保護之下，任何人只要是為服藥或飲酒過量的人尋求醫療幫助，都不會因此被起訴。這項法律一年前在紐約州已經通過。

經常性暫時昏厥

這名中年女子坐在一張塑膠椅的邊緣，聽著醫生解釋為何她兒子的頭痛持續發作。突然間她整個人向前傾，倒在亞麻地板上。菲利浦・雷德瑞奇（Philip Ledereich）醫生急忙趕到這名女子身旁。「叫救護車，」他對他的護士大喊。「病人的媽媽昏倒了。」

雷德瑞奇是紐澤西州克利夫頓（Clifton）的一位耳鼻喉科醫生，他在數周前初次和這位母親見面，當時她是以病人的身分前來。她一天會昏倒數次，且沒人知道原因。儘管雷德瑞奇也找不出答案，但她還是帶她的兒子來見他，以治療他的慢性鼻竇炎。就在雷德瑞奇描述各種治療選項的時候，這名女子突然向前癱倒在地上。

她在他們第一次會診時提到，過去幾個月以來，她幾乎每天都會昏倒個幾次。她四十九歲，是一名護士，自認相當健康，一直到近三個月前的某個周六為止。那天她剛穿好鞋，準備去參加一場猶太教成年禮，正當她直起身子時，突然感到胃一陣顫動。下一分鐘她就倒在地上了。她的丈夫衝到她身邊。她能聽見他在呼喚她的名字，但她無法回應；她甚至無法睜開眼睛。

接著，就和發作時一樣突如其來，這場昏厥就這麼結束了。她覺得自己還好，不想去醫院，她對自己的丈夫說。她還是想去教會。於是他們去了，走了一英里的路。在儀式後的休息時間，她開始感覺胃再度顫動。她會不會又要昏倒了？在她倒下前，她幾乎就快走到門口了。最後，她的丈夫終於說服她去醫院。

她在心臟加護病房待了兩個晚上，以便醫生監測是否有心跳不規律的現象，因為那有可能在一開始造成昏厥，但最後卻有機會導致死亡。他們並沒有任何發現。她也做了頭部斷層掃描和許多血檢，結果一切正常。於是她就回家了。

Syncope是一個醫學名詞，意思是「昏厥」。這是一種很常見的症狀。多達一半的人口在他們的人生中，至少會有一次昏倒的經驗。昏厥的成因大多是良性且短期的。對醫生而言，訣竅在於辨識出那些既非良性也非短期的病例。當心跳得太急、太慢，或是太不規律以致無法輸送足夠的血到腦部，你就會昏倒。如果無法及時恢復到正常的心跳，你就有可能永遠不會醒來。

昏厥十之八九都是由脫水或其他造成血壓驟降的原因所引起。而分辨昏厥是否會致命的最佳方法，就是親眼目睹發作的經過。正因如此，這名病人在離開醫院前做了傾斜床測試（一種檢測工具，透過設計能用來引發昏厥）。在扣上血壓與心跳監測器後，這名病人被固定在傾斜床上，接著床的位置被調整到幾乎垂直。然後他們就開始等待。她維持在那個位置幾乎一小時之久。如果病人昏倒，而監測器又找出原因，那麼測試就算是成功了。但這名病人並沒有昏倒。回到家中的她希望不論是什麼造成她的昏厥，都已經默默消失了。

然而，隔天在開車上班的途中，她開始感覺到胃部又出現那熟悉的顫動。她及時在高速公路上靠邊停車。當她醒來時，她打電話給自己的丈夫，結果他直接將她帶到她的醫生那裡。她的內科醫生就和醫院裡的其他醫生一樣苦無頭緒。他將她轉給其他的專科醫生。其中一位認為她的狀況有可能是癲癇，而不是昏厥，然而腦電圖檢查的結果正常，代表並不是這麼一回事。一位受人極力推薦的紐約神經科醫生仔細替她做了檢查，並審閱了她那變得厚厚一疊的病歷後，明確地宣告她一點問題也沒有，並建議她應該試著放輕鬆，或許還可以去做瑜珈。

就是在那個時候，她預約了雷德瑞奇醫生的門診。她認為自己可能有內耳失衡的毛病，而他也是她的朋友們推薦的人選。在初次見面時，雷德瑞奇並不樂觀。他知道她已經看過很多專科醫生了。但他還是聽了她的經歷，並替她做了檢查。結果就和在他之前的那些醫生一樣，他沒有任何發現。她覺得有些疲累，也有輕微的氣喘，但除了這些詭異又反覆發作的昏厥後，並沒有什麼大問題。他會留下她的記錄，然後請她回家。在此同時，由於她的兒子也需要看耳鼻喉醫生，於是她帶他來見雷德瑞奇。結果現在，她躺在地上動也不動。

「別叫救護車，」這名病人喊了出來。她睜開眼睛。「這種事總是不斷發生在我身上。我沒事。真的。」

雷德瑞奇看著這名病人平靜地坐起來。「我知道妳得的是什麼病了！」他興奮地告訴她。她的突然倒地看起來就像是某個開關被人轉動，導致她所有的肌肉都被關閉。雷德瑞奇發現這看起來雖然像是昏厥，但實際上並非如此；她並沒有真的失去意識。雷德瑞奇告訴她，她罹患的很可能是「猝倒症」；若真如此，那表示她同時也得了「猝睡症」。當患有猝睡症時，睡眠因素會侵入我們清醒的時間，而清醒因素也會干擾我們的睡眠，使我們在夜晚失眠，在白天又持續睏倦。大多數的猝睡症患者也會有猝倒症。我們在睡眠時會完全失去自主的肌肉控制，以預防自己將夢境化為行動；而當患有猝睡症時，肌肉的失去控制會侵擾我們清醒的時間，導致患者突然間戲劇般地失去所有力氣。雷德瑞奇所觀察到的就是這種情形。儘管原因目前尚無人知曉，不過這些症狀的發作通常是由強烈的情緒波動所引起。

「當時我正針對她兒子的慢性鼻竇炎，向她描述有哪些可能的治療方法，」雷德瑞奇向我解釋，「我說，如果所有方法都沒用的話，我們可以試試看手術。這兩個字一從我口中冒出來，她就馬上倒地了。」對這位醫生而言，結合以下這三個因素，就得到了猝倒症的診斷：一、這名病人在經歷壓力後倒下（聽見她兒子可能需要動手術）；二、她聽得見他請護士叫救護車（表示她沒有失去意識）；以及三、她恢復得非常迅速。

猝睡症背後的生物學才正開始為人所理解。人體內有某種蛋白質會阻絕睡意，特別是牽制快速動眼期的睡眠；在患有猝睡症的情況下，製造這種蛋白質的細胞不知為何遭到了破壞，因而使快速動眼期睡眠的片斷得以滲透我們清醒的時間。沒有人知道是什麼造成這些細胞受到破壞。近期的研究顯示這是一種遺傳疾病。然而，大多數遺傳了這種基因的人都沒有猝睡症。這背後的運作原理目前仍無人清楚。

這名病人並沒有抱怨任何睡眠問題，但是當雷德瑞奇開始深入調查時，發現她確實有這方面的毛病。在她大部分的成年時期，她的午睡時間是二至三小時。聽到這裡，這名醫生很確定她患有猝睡症和猝倒症。睡眠測試證實了他的診斷無誤。

猝倒症的治療十分困難。許多病人最後的下場都是開始仰賴一種商品名為Xyrem的藥物，也就是俗稱「液體搖頭丸」的迷姦藥。這是一種藥效強勁且迅速的鎮靜劑，能幫助猝倒症患者得到他們急需的睡眠。她的醫生警告她這種藥物的效果有限，因此當昏倒的症狀在她一開始服藥便隨即停止後，她感到興奮不已。然而，在這名病人和她的醫生們都不了解原因的情況下，大約六周後，昏倒的症狀又復發了；起初只是偶爾如此，到後來變成幾乎每天發作。

這名病人學到該如何與她這種不尋常的病況共處；她再也不開車了。而當她感覺到警訊時，她會試著警告身邊的人，告訴他們不要擔心。她住在一個小社區裡，到目前為止，大多數和她夠熟的人都知道不需要叫救護車。大多數，但不是全部。最近，在她兒子的成人禮上，她開始感覺到胃出現那種熟悉的顫動。據她所述，當時她試著想警告在她旁邊的那位女子，但來不及。在那名女子大聲求救後，其他人靠了過來，安靜地解釋這是她平常會發生的狀況。這名病人稍作停頓後，竊笑著對我說：「我猜她應該不太常去猶太教堂吧。」

膠著已久的懸案

「我覺得我快昏倒了，」這名高大的三十五歲男子一邊說，一邊抓住通往海灘的樓梯扶手。他的弟弟轉過身來，看到自己的哥哥倒在滿是沙的木條甲板上。

曬得黝黑的這名男子躺在走道上，臉色看起來異常蒼白；儘管他們剛才泡過的海水非常溫暖，但他的嘴唇卻微微泛藍。他的手則是鮮紅色的，而且似乎比正常的大。

這名病人在抵達急診室的那一刻醒來。他的妻子注意到他的臉開始恢復成原本的顏色。一名醫生匆匆趕來，開始問他問題。這名病人說他原本都沒事，直到那天去游泳才出了狀況。在進入水中一陣子後，他開始頭昏眼花，並感覺到手和腳的皮膚變得緊繃，就好像洗過後縮水的衣服。他設法來到岸上，一邊坐著，一邊把腿拉高，使其緊貼胸部。他記得他覺得很冷，而且無法停止顫抖。那時，他的手已經腫到必須要把婚戒取下，他的妻子補充提到。當他弟弟在幾分鐘後上岸時，他還是沒有好轉，於是他們回到和家人合租的度假小屋裡。他的心跳劇烈急促，視力似乎也逐漸模糊。接著他昏倒了。

他沒有其他的症狀，不記得在水中被任何生物螫過，也沒有任何醫療問題。事實上，在前去度假前，他才剛做了體檢。

在急診室裡，這名病人的心跳比正常要來得快，脈搏則十分微弱。他的手腳皆呈現紅腫。然而所有症狀在接下來的幾小時內都解除了。沒有一項檢測顯示他有任何潛在的心臟疾病，但考慮到這名病人的年齡和症狀，醫生建議他在假期結束返家後，與一名心臟科醫生預約回診，以進行追蹤。

回到家後，這名病人確實去見了心臟科醫生。心電圖和壓力測試的結果都正常。這名心臟科醫生無法判定那天在海邊是什麼狀況，但他也不認為那是心臟的問題。在鬆了一口氣後，這名病人很快就忘了這件事，直到同樣的狀況又再度發生。隔年冬天，他和家人到祕魯避冬。當他在玩衝浪時，又感覺到頭昏眼花。這一次他變得非常害怕。

他意識到自己如果在大浪中昏倒，很可能而喪命。於是他浮出水面，坐在一月溫暖的陽光底下，等待著昏眩的感覺消退。他的心跳又猛又急，手腳則和去年夏天的那時候一樣紅腫。這次他並沒有昏倒，但在剩餘的假期裡，他都待在安全的海灘上欣賞浪潮。

回到紐約市的冬天，這名病人注意到他的手接觸到冷空氣時，會變得紅腫且疼痛不已。他的姊姊是一名護士，她認為這可能是「雷諾氏現象」。這是一種對寒冷環境所產生的過度反應，會導致手指（有時也包括耳、鼻、臉和腳趾）因暴露於寒冷中而改變顏色。隨著血管因寒冷而劇烈收縮，受影響的身體部位會變成白色或藍色，然後再隨著血液流回而變成紅色。

雷諾氏現象通常為良性，而且能夠作為嚴重疾病出現的指標。他的姊姊要他趕緊去看風濕科醫生，確認他是否有雷諾氏現象。這說明了他為何會來到紐約大學風濕科醫生愛法斯塔蒂亞・奇歐佩拉斯（Efstathia Chiopelas）的辦公室裡。這名病人敘述了那年冬天他的手變紅腫的奇怪狀況，以及兩次游完泳後頭昏眼花的經驗。

他的體檢結果完全正常，但雷諾氏現象（如果他的情況真是如此）大多是由寒冷環境所引起，而這間辦公室相當溫暖。這位醫生從診療室消失了一陣子後，帶著一盆水和冰塊回來。她將這名病人的右手泡進冰塊水裡。如果這是雷諾氏現象，他的手指應該會變成白色或藍色。改變立即產生。她放進水裡的那隻手變成了暗紅色，而且腫大的程度使另一隻手顯得相對嬌小。

他所表現的並不是雷諾氏現象的典型反應，但奇歐佩拉斯知道自體免疫疾病的表現方式很多變。她會針對與雷諾氏現象有關的幾種疾病進行檢測，以確保自己沒有遺漏任何線索。不過她也懷疑他看錯科了。他的手部腫脹看起來像是一種過敏反應，稱為「血管性水腫」。這種嚴重的局部腫脹儘管有時是獨立事件，但也可能預示著劇烈過敏反應的到來，甚至還包括全身型過敏性反應。「我不知道你對什麼過敏，不過這似乎是由寒冷環境所引起的，」這名醫生說。「我認為你需要去看過敏科醫生。」

這名病人的妻子非常擔憂。由寒冷環境所誘發的過敏？她坐在電腦前查詢「因寒冷而引發的過敏」。結果出現了她從未聽過的名詞：冷因性蕁痲疹，一種對冷所產生的過敏。儘管對天氣過敏這種事聽起來不太可能發生，然而該疾病的描述與她丈夫的症狀完全吻合。

她替丈夫預約了過敏科醫生克莉絲汀·法西羅（Christine Fusillo）的門診。聽了他的症狀和奇歐佩拉斯所做的冰水測試後，法西羅點了點頭。他們的居家診斷是正確的。這名病人確實對寒冷環境過敏。

過敏反應之所以發生，是因為某種暴露經驗導致肥大細胞（一種特殊的白血球細胞）釋放化學物質到血液中；組織胺是其中一種化學物質，也因此抗組織胺藥物會用於治療。這些化學物質會造成血管滲液到周圍的組織中，以致在許多過敏反應中，都會出現局部腫脹和發癢的情形，例如季節性過敏所造成的眼睛腫癢和鼻子發紅流鼻涕，以及全身型過敏性反應所造成的喉嚨緊縮和休克。對大多數過敏患者而言，引起過敏反應的通常是某種物質，但對少部分的人來說，環境本身也可能會導致這類化學物質的釋放，而當中又以寒冷環境為最常見的觸發因子。

沒有人知道為何某些人會發展出這種過敏，但年輕的成人最常發生這種狀況。這名過敏科醫生所開的處方是每日服用的抗組織胺和一支EpiPen速效注射型腎上腺素，後者能用來化解急劇的過敏反應。她告訴他，他顯然必須要盡可能避免寒冷環境，不過對這類病人來說，最危險的不一定是冬天，因為大家很容易記得要保暖。較溫暖的月份帶來的威脅反而最大，因為耀眼透亮的海水、社區游泳池的誘惑，或是某個異常寒冷的夜晚，都有可能令人來不及防範。這名醫生表示，在游泳時出現嚴重症狀並不算稀奇，畢竟當時他全身都暴露在冷水之中。

這名病人告訴我，自從數年前獲得診斷後，他已經學會要如何和這奇特的過敏現象共處。對他而言，最困難的部分在於向他人解釋自己的狀況。最近，他在寒冷的天氣裡去小學接女兒回家。他比較早到，於是就進去建築物裡取暖，儘管父母們通常都應該待在外面。當被問到為何要進去時，他解釋自己對冷天氣過敏。某位老師笑著點頭。「我們不都是嗎？」她離開時說了這句話。

陷入沉睡

「我叫不醒我太太！」電話裡的聲音充滿惶恐。當這名四十三歲的女子開始打鼾時，這對夫妻正躺在床上。過去她從沒打鼾過。她的丈夫試著叫醒她，但她沒有反應。他大喊她的名字，搖晃她的肩膀。什麼反應都沒有。驚慌之下，他叫了救護車。

他無法想像自己健康、好動的妻子出了什麼狀況，當救護人員抵達時他對他們說。那天一切似乎都很正常。他的妻子在傍晚工作結束後回到家。她準備好晚餐，接著就出門去上拳擊課。回家後，她帶小孩上床睡覺，然後喝了一杯伏特加和小紅莓果汁的調酒。接著這對夫妻就去睡了。通常這位丈夫會比她的妻子還要晚睡，但這天晚上剛好他們同時就寢。當他們躺在床上聊天時，他的妻子開始打鼾。由於事發突然又很出乎意料，一開始他還以為她在開玩笑。

救護人員試著叫醒她。他們呼喚她的名字，並搖晃她的身體。雖然她的丈夫說她沒有服用任何藥物，但他們還是替她注射了納洛酮（Narcan，一種用來緩解麻醉藥的藥物）。這些努力只換來了她的一聲呻吟。於是他們將她抬上救護車，趕緊送她到密西根大學醫學中心（University of Michigan Medical Center）的急診室。

羅伯特・席爾伯格雷特（Robert Silbergleit）是當晚在急診室值班的醫生，負責迎接抵達的救護車。「患者是昏迷的四十三歲女子，被她丈夫發現，」救護員依面將病人移至重症患者的區域，一面報告現況。「持續打鼾。只對疼痛有反應。」

病人是一名纖瘦的女子，除了目前昏睡不醒外，席爾伯格雷特認為她看起來體格很好，也很健康。他以指節用力地按揉她的胸口；這是一種名為「胸骨摩擦」的手法，目的是藉由強烈的疼痛感引起反應。「停下來，」她呻吟道，但並未睜開眼睛，也沒有醒來。

針對這名女子古怪又出人意表的嗜睡症狀，席爾伯格雷特將可能的原因整理了出來。

服藥過量：這是健康成人突然失去意識的常見原因。她丈夫說她並未使用任何藥物，而納洛酮也沒有起任何作用，因此不太可能是麻醉劑造成的。儘管如此，席爾伯格雷特還是將她的血液和尿液檢體送驗，以確認是否有其他鎮靜藥物或酒精。

創傷性腦損傷：她是否曾在拳擊課中被擊中頭部？正中要害的一拳有可能會引發顱內出血，導致當事人在數小時後失去意識。她沒有抱怨過頭痛，也未曾提到自己受過傷。不過為了保險起見，席爾伯格雷特還是安排了頭部斷層掃描檢查。若是未經治療，腦部周圍的出血有可能會造成永久性損傷，或甚至死亡。

中風：症狀的突如其來聽起來就和中風發作一樣，儘管症狀本身（也就是失去意識）並不像中風會發生的事。不過，中風仍然需要被列入考慮，因為只要靠藥物疏通塞住的動脈、恢復腦部的血流，就能減輕或甚至預防中風所造成的損傷。但這些藥物必須要在症狀發作的四個半小時內施予。此外，這些效果強勁的藥物有可能會造成危及性命的出血情形，因此做出明確的中風診斷極其重要。

藥物測試的結果都是陰性。她的血液酒精濃度也和丈夫所描述的吻合，即晚餐後小酌一杯。頭部斷層掃描沒有發現任何出血或中風的證據。席爾伯格雷特還安排了電腦斷層血管攝影檢查（用來掃描腦部動脈的顯影技術），以尋找任何可能導致中風的阻塞。結果也是正常。

席爾伯格雷聯絡了萊斯利・史柯雷瑞斯（Lesli Skolarus），一位接受過中風相關特殊訓練的神經科醫生。當時已晚，史柯雷瑞斯正在家中。席爾伯格雷向他敘述了這個病例，並表示他打算安排腦電圖檢查，以確認這名年輕的女子是否有持續性癲癇。

史柯雷瑞斯急忙趕回醫院，抵達時大約是凌晨一點。等她看完急診室所有的檢測結果後，距離病人最初陷入昏睡的時間已過了兩小時。就和席爾伯格雷一樣，史柯雷瑞斯也對症狀的突然發作感到驚訝。這是中風嗎？如果是，那就是很反常的一種。由於動脈行經腦部的方式，任何阻塞都只會中斷單側腦部的血液和氧氣。因此典型的中風會導致身體的其中一側變得無力或癱瘓，而且病人通常還是很清醒。使我們得以保持清醒的那一個大腦區域叫做「網狀激活系統」（reticular activating system，簡稱RAS）。RAS通常會透過大腦兩側的各一條動脈接收養分；假設其中一條動脈塞住了，這種重複設計便能發揮重要的保護功能。然而，少部分的人只有一條動脈能輸送血液至RAS，因此只要這條稱為「佩爾什輓馬動脈」（artery of Percheron）的單一血管剛好形成閉塞，就可能完全阻斷通往RAS的血流，導致當事者失去意識。這會是這名病人的狀況嗎？

史柯雷瑞斯看著時鐘。距離這名年輕女子症狀發作的時間，已過了三小時。如果她有單一動脈閉塞的情形，還有時間在損傷演變為永久性之前，用溶栓藥物疏通血管。但首先他們需要以核磁共振做更仔細的檢查。

半小時後，隨著掃描儀發出碰碰和鏗鏘聲響，這名病人的腦部影像慢慢顯示在螢幕上。史柯雷瑞斯看著頭顱、大腦頂端和中腦依序出現在她面前。就在那裡——出現史柯雷瑞斯的亮點標示著佩爾什輓馬動脈阻塞所造成的RAS損傷處。於是史柯雷瑞斯聯絡急診室，請他們準備溶栓藥物。

就在四個半小時期限快到之前，他們開始替病人投藥。在藥劑滴注的同時，史柯雷瑞斯給病人的丈夫看螢幕上的受損區域。接著她必須將壞消息告訴他：即使藥效發作，她還是有可能不會醒來。就算醒來了，也很可能會有後遺症。總之，她很可能不會再和從前一樣了。

突然間，這名丈夫聽見了妻子的聲音。他和史柯雷瑞斯急忙衝到病床邊。她看起來有點害怕，但她雙眼睜開，而且正在說話。她認得自己的名字，認得丈夫的名字，也認得現任總統的名字。她回來了。

接下來的幾天，這名病人都待在醫院裡。她覺得自己的狀態不錯，但醫生們還需要調查她中風的原因。結果心臟超音波檢查提供了答案。據圖像所示，將心臟分隔成左右兩側的心壁上出現了一個洞。在正常情況下，血液會從心臟右側進來，接著通過肺部以獲得氧氣，再進入心臟左側。從那裡開始，血液再輸送到身體的其他部位。由於肺部也有過濾的功用，能將凝塊和其他微粒困在微血管裡，因此，透過這名病人心臟上的破洞，導致她體內某處的一顆微小凝塊得以通過心臟，最終進入腦部。

最近我和這名病人談過話。她說她覺得已恢復成從前的自己，除了大感驚奇外，也滿懷感激。

「那天晚上有好多個地方都讓我覺得自己很幸運。如果我的丈夫在平常的時間上床睡覺，可能就不會注意到任何異狀。如果神經科醫生沒有趕來，如果核磁共振無法及時安排……」她停了下來，甚至無法再談論那可能會發生的後果。「這一切真的有些恐怖。」

膽小鬼

「妳必須立刻來醫院。」電話裡的聲音很溫和，指令則很明確。然而對電話另一頭的五十九歲女子來說，話中的涵義似乎令她難以捉摸。她的心臟出了什麼問題嗎？相隔數英里以外，看著監測器的醫生們說她的心跳異常，甚至到了危險的地步。但那似乎太不像是真的了。確實，她並沒有覺得很舒服；過去一周以來，她一直都覺得懶散疲倦，就好像快要感冒似的。但她的心臟好好的：沒有胸痛，也沒有心悸，什麼狀況都沒有。

她打包了過夜一晚所需的行李以防萬一，並請一位朋友載她到麻州弗雷明翰市（Framingham）的西都會醫學中心（MetroWest Medical Center）。在急診部門裡，她被趕到一個房間內，並連接上心臟監測器；靜脈輸液已準備就緒，抽血也完成了。一根粗胖的塑膠掃描筆在她胸前移動，用以「質詢」她的心律調節器並下載當中的資料。醫生們在六周前才剛將心律調節器植入她的體內，也就是所有問題一開始發生的時候。

她還記得一個半月前，自己正站在廚房檯前，切著晚餐要用的青蔥。然後突然間，她就倒在地上了。她不記得自己怎麼倒下的，甚至也未曾感到頭暈：前一刻她還站得挺直，下一刻她就跌落在地了。她沒有不舒服的感覺。於是她就只是站起身來，繼續把晚餐做完。

若不是因為隔天又發生了相同的狀況，她根本不會多想什麼。這一次她剛好在開車。幸運的是她開得非常慢，正準備要左轉。突然間她的車子　撞上了人行道路緣，一名女子站在她的車窗旁問她有沒有怎樣。

救護車載她到西都會醫學中心，在那裡她做了血檢，發現肌鈣蛋白（當心肌細胞受損時會釋放的一種蛋白質）濃度偏高。在心導管實驗室裡，一位心臟科醫生將細導管沿著血管插入，接著注射顯影劑，使供給血液到她心臟的動脈變亮。當其中一條動脈堵塞時，部分心臟的血流就會被切斷，導致心肌梗塞，也就是心臟病發；而那樣的情況就有可能會造成心跳不規律和意識突然喪失。然而醫生們沒有發現這樣的問題：她的動脈狀態良好。所以這肯定不是心臟病發。不過當他們在四處查看時，她的心臟突然停止跳動。醫生們立刻開始胸部按壓，並注射大劑量的腎上腺素。她的眼瞼顫動著睜開。我們認為妳應該要裝心律調節器，一位醫生語氣平靜地告訴她。就是在那時候，她裝了一台。

儘管她偶爾會心律不整的原因不明，不過在醫生們試著找出原因的同時，這台心律調節器有助於維持她的心跳。在接下來的六周內，她定期和心臟科醫生見面。每一次都有人問她是否曾經歷任何胸痛或心悸。答案都是否定的。但是在大約第五周時，她注意到她無法再和從前一樣走那麼遠或那麼快。心臟科醫生替她照了心臟超音波後，告訴她心臟看起來沒有問題。

然後她就接到了那通電話。

在醫學中心裡，心臟監測器顯示出一連串快速的白色棘波，看起來就像是一群高瘦的士兵衝刺著穿越螢幕。偶爾會有某個士兵步調不太一致，而這只會突顯出其他人的規律。一位護士將乙型阻斷劑注入她的靜脈輸液裡後，這一支棘波大隊的速度就慢下來了。

一位技師進來照第二次超音波。他將抹上凝膠的探頭放在她胸口，在顯現出的模糊影像裡，能看到她急速縮張的心臟肌肉。到目前為止，她已做過十幾次這類檢查了，可說是很有經驗。但這次，這名技師說了一件她從未聽過的事。「有心肌受損的情況發生，」他宣告。

「我們會送妳到布萊根，」她的心臟科醫生告訴她。布萊根婦女醫院（Brigham and Women's Hospital）位於波士頓，距離大約有二十英里遠。獨自在救護車裡，這名女子的沉著逐漸被瓦解了。她的丈夫那天早上才剛出發，要到懷俄明州的傑克森鎮（Jackson Hole）和兒子一起滑雪。當她試著聯絡他時，電話立刻被轉到了語音信箱裡。他大概還在飛機上吧。打電話給我，在傳訊息給他的同時，她的眼淚從臉頰上滑落。

在布萊根婦女醫院裡，心臟科醫生蓋瑞克・史都華（Garrick Stewart）趁著這名病人抵達前，檢視她的病歷記錄。她的心臟正快速地在各個方面惡化。心律不正常是她失去意識的原因。心跳速度也不正常；當他們打電話到她家中時，她的心跳速度比正常還要快超過兩倍。心臟超音波則顯示出她的心肌受損。幾乎沒有任何疾病能一次造成這麼多影響。她有可能是罹患了某種心肌炎，也就是一種會攻擊心臟肌肉的感染或發炎過程。病毒是最常見的肇因，不過也有其他的可能。巨細胞心肌炎等自體免疫疾病有可能會造成相同的大範圍損傷，但那些情況很少見。類肉瘤症等浸潤性疾病也是一種可能，雖然通常不會對心肌造成破壞，但會在心肌內嵌入異常細胞，妨礙其正常運作。

在這些選項中，最致命的莫過於巨細胞心肌炎。如果她罹患的是這種疾病，就必須要立刻投藥以關閉她的免疫系統：巨細胞心肌炎所造成的破壞不但進展快速，而且無法挽回。立即且積極的治療是防止該疾病惡化的關鍵。在上述的三種罕見疾病中，巨細胞心肌炎是最為罕見、同時也是醫生們最無法承擔風險的一種。她需要接受心臟切片檢查，才有辦法做出診斷。

當這名病人抵達波士頓時，又出現了更多壞消息。在切片後，她還需要做核磁共振。她的心律調節器對磁振造影儀來說不成問題，但她的婚戒會有影響。在過去的三十五年內，她只有把戒指摘下來幾次而已，而現在已經摘不下來了，必須要切斷才行。少了戒指，她覺得自己就好像少了一層保護，而且異常寂寞。雖然得知丈夫正試著趕回家的消息，令她感到欣慰，但還是和他人就在現場的感覺不同。

切片檢查的結果隔天就回報了。是巨細胞心肌炎沒錯，也就是所有選項中最危險的一個。從心臟切片檢查在大約五十年前開始發展到現在，這種神秘且致命的自體免疫疾病都只有在屍檢前才被診斷出來。有效治療一直要到近期才終於問世。

史都華回去和病人談話。他知道前景充滿險惡。若未接受治療，大多數的巨細胞心肌炎患者不是面臨死亡，就是得在診斷的幾個月內進行心臟移植。

我有好消息也有壞消息，他說。壞消息是你罹患了一種非常棘手的疾病；好消息是我們知道該如何治療。她將需要用到數種免疫抑制藥物，也必須要接受廣泛的評估，以確認萬一有需要時，她是否有資格進行心臟移植。一項近期的研究顯示，在積極的治療下，超過三分之二的病人能在第一年存活下來，且大多數都不需要換新的心臟。

當天她便開始使用高劑量的強體松和環孢靈（cyclosporine，一種通常用於器官移植病人的免疫抑制藥物）。由於她的免疫系統在治療的影響下幾乎完全失去功能，因此她也得服用抗生素，以預防感染。

那已經是六個月前的事了。從那時起，她的表現一直都很好。她還是不太能像從前那樣，和朋友一起輕鬆走完三英里路，但她先將目標訂在兩英里，而且有自信在年底前挑戰三英里。她那因疾病而損壞的心肌已無法復原，但強化剩餘的部分能幫助她彌補所失。她仍持續服用免疫抑制藥物，但史都華正逐漸減少她的劑量。

她和丈夫才剛買了新的婚戒。儘管其他損失不會那麼容易就獲得償還，但她已下定決心要回復到她原本的樣子，也就是過去那個她從未珍視過的健康狀態。

沒了脈搏

「別擔心，」這名十幾歲的少女一邊說，一邊朝地面蹲低身子。她就讀紐澤西郊區的高中，而這是她在學校的最後一天。她和她的朋友正在交誼廳裡，為最後一個考試準備。

「這種狀況經常發生，」她咕噥著說，同時向後躺下，閉上眼睛。「不要叫救護車。」一位朋友抓住這名女孩的手腕，尋找她的脈搏。血從她的嘴唇間汩汩流出，也從她的鼻孔滴落。這位朋友將她翻到側面，看到大量深紅色血液湧現在地毯上。「叫救護車，」她對其它站在一旁目瞪口呆的朋友們大喊。「還有去找校護來。」

突然間，這位朋友感覺不到她的脈搏。她順著脖子四處撫摸，試著找到頸動脈。還是沒有任何動靜。於是她又將這名女孩翻到正面，開始進行心肺復甦。她正為了成為一名救護員而修習相關課程；而如今她用自己的雙手，朝這名女孩的胸骨正上方，在心中按照「活下去」（Stayin'Alive，比吉斯樂團的歌）這首歌的節奏，一次接著一次規律地反覆深壓，就和她在課堂上學到的一樣。校護帶著電擊器抵達現場。她將貼片貼在這名年輕女孩的胸上，然後將導線連接到設備上。預先錄好的指示從電擊器中傳出，告知這名校護施行電擊的時機。在三千伏特的電流通過這名女孩的同時，她的身體瞬間變得僵硬。繼續進行心肺復甦，電擊器再度傳出指令。在救護車抵達、準備送她到附近的醫院之前，這名女孩共接受了三次電擊，中間穿插著心肺復甦急救。

這名女孩在數個月前也曾到醫院報到。聖誕節將近的某天，她的母親發現她倒在地上。當時她的頭四周有一圈血暈，顯然是從嘴巴和鼻子流出來的。她那嚇壞的母親立刻打電話叫救護車。「她有呼吸嗎？」調度員問。她把手放在她女兒的肋骨上方。「應該有。」她說。

那是她第一次在當地醫院的急診室照心電圖，結果並不正常。名為「肌鈣蛋白」的血液蛋白數值上升，代表著她的心肌出現損傷。女孩的心臟顯然發生了某種狀況。然而心臟監測器顯示她的心跳規律。心臟超音波也照出她的心肌運作正常。在接下來的幾天內，所有心臟受損的徵象竟逐漸消失了。

回到家中，這名女孩戴了一個月的心臟監測器，以記錄下任何異常現象，作為找出問題的線索。結果記錄資料完全正常。到了春天，這對母女稍微樂觀了起來。或許不管出了什麼問題，如今都已消逝，而她現在也沒事了。接著就發生了上述在學校裡的意外。

救護車載這名女孩到紐瓦克貝斯以色列醫學中心（Newark Beth Israel Medical Center）。抵達時她已恢復意識。心臟科醫生向她解釋，造成這次發作的原因很可能和聖誕節前的那次相同；這兩次情況都是她的心跳開始出現異常，然後就突然停止了。他不確定原因為何，也擔心同樣的情況會發生第三次因此建議她動手術植入心律去顫器。如此一來，萬一她的心臟再次停止跳動，這個機制就能救她一命。大家都同意這麼做，於是這個微小的儀器就這麼被植入了她的體內。

在此同時，醫療團隊中的其他人必須要查出那些血是從哪來的。一般而言，從口中湧出的大量血液是來自上消化道出血。然而，當內視鏡順著她的口腔和食道進入胃部時，並沒有發現任何會造成嚴重出血的問題。

另一個可能的肇因是她的肺部，而為了確認，他們必須替這名女孩做胸部斷層掃描檢查。此時她已在這所醫院待了將近一周，做了許多檢測，挨了好幾針，卻仍毫無所獲，令她既擔憂又受挫。再做一次檢測（期間她會感到不適也會覺得冷，甚至必須多挨一針以注射顯影劑）似乎會令她難以承受。即使已在被送往掃描儀的途中，她還是嗚咽著問母親能否取消。「我受不了了，」她放聲大哭。但最後，她還是盡她所能地在啜泣間依指示呼吸與憋氣，完成了檢查。

身兼小兒科與放射科醫生的泰吉・帕塔克（Tej Phatak）協助照顧她。透過控制室的窗戶，他看著這名女孩滿是淚痕的臉逐漸進入掃描儀內，然後開始觀察那些顯現在螢幕上的影像。突然間，他看到一個不規則形狀的亮斑出現在她右肺的底部，看起來就像是血管纏繞成一團，而那個地方原本應該是要幾乎全暗才對。他立刻認出了是什麼狀況。那是「肺部動靜脈畸形」（pulmonary arteriovenous malformation，簡稱PAVM），也就是肺部的動脈與靜脈之間形成了連結異常。靜脈的管壁薄，裡面運送著流動緩慢的血液，並且會隨著當下的血流量大小而擴張或收縮。動脈則是管壁後且肌肉發達的血管，以承載隨搏動而湧出心臟的高速高壓血流。由於他所觀察到的結構對靜脈來說太大，對動脈來說又太奇形怪狀，因此肯定是PAVM。此外，PAVM也很容易在病人流淚後產生，並可能引發危險的出血情形。

帕塔克猛烈地敲著窗戶，以吸引這名病人和她母親的注意。「我知道這是什麼病了！」他大喊。他衝進掃描室裡，向她們解釋他看到的狀況和背後所代表的意義。他告訴她們，她需要動手術將畸形的血管關掉，使其再也不會出血。於是這名病人被送到耶魯紐黑文醫院進行手術，用細金屬絲（大約和頭髮一樣寬）打結以關閉那些右肺下方糾結的血管。血液會在線圈附近凝結成塊，如此一來更能使血管永遠被封住。

多數病人只需要單一診斷，就能替他們解答「我怎麼了」這個問題。然而這個病例卻不是如此。這些畸形的肺部動靜脈指向一個診斷結果，而這個診斷結果反過來又經常代表另一種罕見疾病的存在，那就是名為「遺傳性出血性血管擴張症」的先天疾病，簡稱為HHT。這種疾病通常由父母傳給子女，會導致畸形血管的形成，且最常發生在胃部、肺部、鼻子、肝臟或腦部。此外，多數HHT患者（雖然不包括這個病例）會長出雀斑大小的紅點，而這就是微血管擴張所導致的結果。微血管擴張是指身體各處的微細血管扭曲變形。這些畸形血管會造成嚴重出血（就和在這個病例中所看到的一樣），也會引發感染甚至中風。HHT患者有經常或甚至每日流鼻血的傾向（就和這名女孩一樣），也可能會經歷胃部或其他消化道部位、肺部，或甚至腦部失血。

基因檢測證實她有某種基因突變，因而引發了HHT。由於她的父母都沒有這種疾病，因此表示這種基因突變是在受孕後才發生在這名女孩的基因組裡。確認這項診斷無誤是很重要的一件事，因為如果她有了小孩，他們會有一半的機率遺傳到這種基因突變和疾病。

這名女孩的心臟為何會發展出那種不規律且很可能致命的律動，目前仍是個謎。這並不是HHT通常會有的表現。心臟科醫生懷疑她除了HHT外，或許還有其他的心臟問題。她和她的母親則猜測是PAVM和出血的情形以某種方式引發了心律不整。確實，自從她完成PAVM的治療後，已經有六年的時間都沒發生過心律不整了。

這名女孩幾乎每天都會流鼻血（HHT患者常見的毛病），而這也提醒了她患有HHT的事實。但她並沒有讓這些症狀拖垮她。她在兩年前從大學畢業，從此便持續在她的職涯中努力打拼。

第七部

奇怪的疹子

紅色恐慌

「哇！這肯定不是毒橡木，」華特・拉森（Walter Larsen）醫生走進診療室時衝口說出；他的辦公室就位於奧勒岡州的波特蘭市。他的病人遺憾地笑了笑。「我就說吧，」她對醫生說。這名五十六歲的女子在那周的周二已見過拉森了，也就是兩天前。那時的她很憂慮；現在則是惶恐。她朝下看著自己的手和手臂。她的白皙皮膚幾乎被看起來很兇狠的紅色條紋給蓋住了。「而且到處都是。」她把上班穿的連身長裙拉低，露出在手臂、頸部、背部、胸口和腹部上方縱橫交錯的緋紅紋路。拉森傾身靠近，以便仔細觀察這名病人長滿紅色條紋的皮膚。他不知道這是什麼疹子，但能確定的是，她的疹子才隔了幾天，樣子就又變得更恐怖了。

這名病人是在周一時第一次發現這些疹子；那個時候，她的疹子幾乎都還侷限在手背上，而且不痛也不癢。不過等到那天快結束時，疹子已經看起來更紅且更兇猛了。過了一夜後，紅疹上出現了小水泡。當她的姊姊看到她的手時，她很是擔心。「妳一定要去看醫生，」她姊姊催促她。這名病人很不想去；她被當地的一家發電廠解雇，目前沒有健保。然而，她手上的疹子看起來頗為嚴重，而且現在也開始痛了起來。於是她聯絡了拉森的辦公室，他們將她安插進他那天稍晚的行程中。

第一次會診時，拉森立刻懷疑這是某種過敏性接觸皮膚炎，且很可能是由毒橡木之類的植物所引起。儘管當時就起那種疹子的季節來說算是很晚了，但這種過敏疾病他非常了解。他曾經幫人合寫過一本與接觸皮膚炎有關的書。他問這名病人在過去幾天內，是否曾到戶外。她告訴他，周末時她曾到一位朋友的農場拜訪，在那裡摘了瑞士甜菜，但她沒有看到任何毒橡木。儘管如此，這似乎說得通了，至少這位醫生是這麼認為。

這名病人並沒有被說服。她在過去從未對毒橡木有任何過敏反應。此外，毒橡木所引起的疹子不是出了名的癢嗎？她的疹子摸起來很軟，但一點都不癢。然而環境條件是正確的：她確實去了戶外，周圍都是植物。而且在第一次會診時，她的疹子看起來也確實很像是由毒橡木所致，令拉森很難不考慮這個可能。他開給她一種類固醇藥膏，並建議她隔幾天後回診，這樣他才能看看狀況如何。

如今已過了兩天，她回來了，而拉森也被考倒了。他最初注意到她手上的那些小水泡已經變硬，紅色條紋的顏色則深到幾近紫色，而且還凸了起來。那些分布在她頸部、背部、腿部和腹部的紅色隆起條紋，如今令她看起來就像被鞭打過似的。事實上她也告訴拉森，為了遮住這些難看的條痕，她開始戴手套和穿長袖。

疹子開始癢了嗎？這些紅條紋看起來就像是用力抓癢所造成的表皮脫落，但她說她沒有抓過。況且她在背部中間也長了疹子，那裡她根本抓不到。這名醫生從他胸前的口袋抽出一支有筆蓋的筆，然後輕輕地從她背部往下劃，留下一條淺淺的紅色條痕。他在這麼做的同時也向她解釋，有些人患有一種名為「皮膚劃紋症」的疾病，當他們的皮膚被碰觸時會產生過敏反應。在這些病人皮膚上向他那樣輕輕施壓，就會導致紅色隆起的痕跡出現，樣子就像她身上的那些條紋。他等了一會，結果條痕消褪了。

她最近是否開始服用任何新藥？某種藥物過敏反應會導致這種全身性皮疹產生，不過他也承認自己從沒看過這種疹子。她搖搖頭：沒有新藥。除了起疹子外，沒有發燒或其他症狀嗎？沒有，她回答。這表示不太可能是感染。

「好，該是找救兵的時候了。」拉森問他能否帶幾位同事來，接著就離開了診療室。幾分鐘後，他帶了兩位較年輕的同事一起回來。過了好長一段時間後，其中一位同事麥可・阿德勒（Michael Adler）醫生打破了沉默。他問這名病人最近是否曾吃到任何香菇。這個問題令她感到驚訝。「你怎麼知道？」她問。週五時，也就是疹子出現的三天前，她在當地的雜貨店試吃了用油和大蒜煮過的香菇，吃起來味道不錯，可能比一般的多了點嚼勁，但她很喜歡。

這名年輕醫生向她道謝後，在沒有透露更多訊息的情況下，這三位醫生走出了診療室。最後拉森回來了。「我們認為這是對生的或未煮熟的香菇所產生的典型過敏反應，」拉森告訴她。「香菇皮膚炎」這個醫療術語最早是在一九七七年時出現相關敘述。自此之後，儘管這種疾病在美國十分罕見，但在亞洲地區則經常有所傳聞。一般認為這種疹子是對香菇內類似澱粉的成分所產生的中毒反應。這個成分叫做「香菇多醣」，在加熱後會分解，因此中毒反應只會在香菇生食或未完全煮熟的情況下出現。

「所以我是對這些香菇過敏嗎？」這名病人問。這並不算是真的過敏，拉森解釋。當一個人接觸到某個物質而產生不良反應時，只有在免疫系統造成該反應的情況下，才算是過敏。接著這個人就會出現蕁麻疹或腫脹，甚至偶爾會有全身型過敏性反應。然而當出現這種疹子的人接受檢測時，並不會出現免疫反應的徵象，也因此香菇皮膚炎不能算是過敏，而是中毒反應。目前的看法是某種在香菇多醣內的物質造成了血管擴張，並使其滲出了少量發炎性化合物到表皮底下。

並不是每個人都對生香菇有這種激烈的反應。根據某項研究所示，五百多位病人以靜脈注射的方式接觸到香菇多醣後，其中九位發展出這種條紋紅疹，其他病人則毫無反應。這些沒中毒反應的人或許也算是幸運，因為香菇多醣對健康益處良多。研究指出，該成分很可能有益於預防某些疾病，包括蛀牙和結腸癌。香菇皮膚炎會使某些人產生鞭痕般條紋的原因未明，不過有一種會使皮膚出現類似條紋的疹子，已被證實與「撲類惡注射劑」（bleomycin，化療用藥）有關。

拉森安排了皮疹切片檢查，以確認他們沒有遺漏任何線索。此外，他也指示這名病人在家繼續使用類固醇藥膏。擦藥膏確實有幫助，不過要等上數周，這些疹子才完全消褪。

拉森建議她不要食用未煮過的香菇。「我不會再碰香菇了，」這名病人告訴他。「我才不管香菇是不是有益健康，這種疹子長一次就夠了。」

至於較年輕、資歷也較淺的阿德勒醫生，在同事都無法做到的情況下，究竟是如何認出這不知名的疹子？我詢問他本人，結果他笑了笑。「我通常不是那個能做出不尋常診斷的人，」他告訴我。「這真的只是運氣而已。」他曾閱讀過一個案例報告，內容正好就是在描述一名病人吃了香菇後，發展出這種樣子很恐怖的疹子。由於期刊中的照片太過醒目，以致於當他一見到這名病人，就馬上聯想起那個案例。「這就是在團隊合作的好處。當你陷入膠著時，盡管開口求助，或許團隊中的其中一人會知道答案。這就像是和朋友一起玩填字遊戲。運氣好的話，另一個人會替你填補知識上的缺口。這次我剛好就是那個提供協助的人。」

在醫生的手中差點喪命

巨大的撞擊聲似乎搖動了整間房子。這名女子急忙朝聲音的源頭趕去，發現她五十七歲的丈夫躺在客廳地板上。她那為了成為護理師而苦讀的二十三歲兒子，已經將他的父親拖出浴室；那裡是他最初倒下的地方。她丈夫的臉腫了起來，膚色也深得很不尋常，是帶紅的紫色。他雖然雙眼睜開，卻看不見。一種奇怪的汩汩流水聲從他張開的口中傳出。在他桌上擺著一個瓶子，那是他為了隔天的結腸鏡檢查所喝的瀉藥，裡面還剩下一些。

「快去拿EpiPen，」她兒子大喊。他知道他們還有一支筆型腎上腺素，那是從之前唯一一次他父親發生這種反應時留下的。叫救護車，他吩咐他母親，同時將自動注射器戳進他父親的大腿上。

當救護員抵達時，這名男子的血壓已低到難以測量。他的呼吸不均且大聲，氣管因腫脹組織而縮窄到危險的程度。正當救護員在爭論是否該在氣管上開洞、使空氣得以進入肺部時，這名男子睜開了眼睛。隨著腎上腺素終於開始發揮效用，他的呼吸也安靜了下來。最後他被送往田納西州富蘭克林縣（Franklin）的威廉森醫學中心（Williamson Medical Center），位置就在納許維爾（Nashville）近郊。

在施打了更多腎上腺素和靜脈輸液後，這名男子開始好轉。他在幾小時後出院，並獲得醫院指示，要他聯絡范德堡（Vanderbilt）的一間過敏科診所。他對某種東西過敏，而且差點因此而送命；他必須要找出他的過敏原究竟是什麼，因為下一次他不見得會這麼好運。

雖然他小時候對盤尼西林過敏，但長大後就未曾有過任何過敏反應，直到這次意外發生的兩年前。當時，由於他頸部的關節炎對泰諾或其他物理治療都沒有反應，因此有位醫生建議他注射類固醇。根據那位醫生的說法，注射類固醇到脊椎的位置，能有助於減輕發炎症狀和疼痛。

於是他找了一位專科醫生為他進行注射。過程時他只有被扎了一針的感覺，一點都不痛。然而當他站起來穿回上衣時，突然覺得從頭到腳都熱了起來。「我覺得不太對勁，」他驚恐地表示。他的頭髮因汗水而溼透，而且全身上下都有被針刺的感覺。他低下頭，看見自己的手臂和手佈滿了會痛的紅色隆起斑痕。他覺得頭暈目眩，周遭的世界突然間看起來就像收訊不良的電視螢幕。他感覺到自己的大腿很快地被刺了一下。是腎上腺素，他們這麼告訴他。

等他回過神，他已經在救護車上了。然後轉眼間，他人已在急診室，手臂上插著點滴，妻子則待在身邊。有人替他施打了另一劑腎上腺素和更多的靜脈輸液。他覺得更不舒服了，身體甚至因痙攣發作而不受控制，差點把自己給拋出床外。不過接下來，情況終於開始好轉。數小時後，他們說他能回家了。

他們說他對這種類固醇過敏。這聽起來並不合理，因為人體內天生就充斥著類固醇激素。但他的反應顯然是過敏，而且是最嚴重的那種：全身型過敏性反應。

全身型過敏性反應著實嚇壞他了。然而這種狀況後來都沒再發生，令他稍微放鬆了一點。儘管如此，當醫生的辦公室兩年後打電話給他，要替他安排結腸鏡檢查的時間時，他對於要注射新的藥物態度十分警戒。他詢問他們為了檢查而必須先吃的瀉藥安不安全。他們要他放心，雖然藥的名稱不同，但基本上就和他七年前第一次做檢查時吃過的相同，而那次檢查並沒有發生任何狀況。於是他喝了幾口，然後等待。幾分鐘內，他的嘴巴開始癢起來，並且感覺到斑痕形成前的那種奇怪刺痛。他服用了一些「貝咳華納」（Benadryl）後，這些症狀慢慢消失了。他向他的腸胃科醫生陳述了這個狀況，並表示他還是想要做結腸鏡檢查，但希望能換一個不同的瀉藥。

他仔細地看著這個新的包裝。上面的名稱不同，藥廠也不同。在感到放心後，他喝下了第一大杯。沒想到幾分鐘內，他開始經歷之前注射類固醇時相同的難熬症狀。他服用了兩顆貝咳華納，但還是不夠。他全身因汗水而濕透，耳中更傳出巨大的響聲，令他幾乎聽不見其他聲音。他能感覺到斑痕在全身上下逐漸隆起的刺痛。他臉上的皮膚就像著了火似的又熱又緊繃。突然間，他感覺自己腳下彷彿有陷阱門打開，然後他人就這麼往下墜，消失在黑暗之中。

等他恢復知覺時，他聽到救護員正在討論是否要在他的氣管上開洞。他呼吸時發出咯咯的嘈雜響聲，音量之大宛如雷鳴，令他害怕。但他的呼吸逐漸改善，於是他再度被救護車緊急送往急診室。

在第三次的過敏反應和第二次的急診室報到後，他聽從醫生的建議，聯絡了范德堡的過敏科診所。由於最快能預約到的時間是數周後，在失去耐性和擔憂之下，他開始自己進行調查。從第一位醫生那裡，他問到注射在他脊椎的類固醇名稱是「延效美卓爾注射液」（Depo-Medrol）。他也查了帶給他相同反應的結腸鏡檢查事前準備藥物，名稱是GaviLyte-C；而那個令他嘴巴發癢的瀉藥則是MoviPrep。

他比較了這三種藥物，發現唯一相同的成分是鹽（氯化鈉）和一個叫「聚乙二醇」（polyethylene glycol，簡稱PEG）的東西。後者是一種惰性化學物質，應用於工業和醫學領域，作為產品的潤滑劑和填料；產品範圍廣泛，護手霜、髮膠噴霧、粒狀膠囊和藥丸都在其列。此外，這名病人還發現PEG也被用於類固醇製劑和某些瀉藥當中。

得到這項資訊後，他向范德堡的醫生那裡進行追蹤門診。內科醫生柯斯比・史東（Cosby Stone）的專長為藥物過敏反應。他向這對夫妻自我介紹，並請這位病人敘述他的經歷。「我並不是想告訴你該怎麼做之類的，」這名男子開門見山地表示，「但我很確定自己是對PEG——聚乙二醇過敏。」

史東非常驚訝。幾乎沒有病人在參與討論時，能將過敏和這麼晦澀的化學製品聯想在一起。這名病人描述了他使用那三種藥物的經驗。在這些藥物中只有兩種成分相同，那就是PEG和鹽，而他吃過很多鹽都沒事，所以過敏原不可能是這個。

史東請他的顧問伊莉莎白・菲利浦（Elizabeth Phillips）醫生到診療室加入他們。她聽了這名男子的經歷後，這兩位醫生暫時離開以討論這個案例。PEG有可能造成這種嚴重的過敏反應嗎？在檢視了相關文獻後，他們發現的確有少數類似的案例。儘管如此，還是必須確認PEG是否引起了這種威脅性命的反應。他們回到了診療室，並稱讚這名男子的偵查能力。

在接下來的數周內，他們做了檢測，結果證實這名男子對PEG和其表親「聚山梨醇酐脂肪酸酯八十」（polysorbate 80）嚴重過敏。這名男子在地區性的發電廠工作，經常會接觸到一種工業版本的PEG。對遺傳上有過敏傾向的人來說，這種反覆的接觸有可能會導致過敏反應的產生。

根據這兩名醫生的指示，在他使用任何新產品或藥物前，他必須仔細檢查當中的成分。另外，他也應該要配戴醫療警示手環，以確保他人知道他有過敏，如此一來，才不會意外取得任何含有PEG或聚山梨醇酐脂肪酸酯八十的產品。

最近，這名病人注意到他妻子新買的護手霜會讓他的手變癢。他看了上面的標示；果然沒錯，在內容物條目的最下方出現了PEG。史東曾警告過他，這種化學物質無所不在。

對史東而言，這個病例代表的是這份工作令他最熱愛的地方，那就是有機會和病人們面對面坐下，用心傾聽他們的故事，並奉行二十世紀著名內科醫師威廉·奧斯勒爵士（Sir William Osler）的忠告：聆聽病人的話語，讓他來告訴你他怎麼了。

「老氣」的皮膚

「我覺得我的頭在游泳，」電話那頭的聲音咕噥地說。目前接受第二年訓練的住院醫生史蒂芬妮・波奇（Stephanie Pouch），不確定該怎麼解讀這位年長男士的奇怪抱怨。他覺得頭暈嗎？他自己也不清楚，只是一直說他的頭在「游泳」，以及他差點昏倒。由於無法確定起因或甚至抱怨的性質，於是波奇將這名男子送往急診室。她那天剛好在芝加哥大學醫學中心（University of Chicago Medical Center）待命。等他抵達後，她會查清楚是怎麼回事。

波奇在忙碌的急診部裡找到這名六十七歲的男子後，迅速地看了一下他的病歷，便了解他那含糊的抱怨從何而來了：他的血壓低到幾乎無法測量。每次他試著站起來，血壓就掉得更低，然後他就會開始暈眩。只要看一眼這名病人本身的狀態，就能解釋他的血壓為何低到如此危急的程度：他嚴重脫水。他的雙眼呆滯無神，深色的皮膚垂掛在臉上，就好像大了一個尺碼似的。在修剪整齊的泛白鬍鬚底下，他的嘴唇又乾又裂，而他頻繁伸出的舌頭也顯得一樣乾燥。

急診室人員開始為他進行靜脈輸液。那麼做勢必會對他有幫助。不過究竟是發生了什麼事，讓他變成現在這個樣子呢？這名病人不太愛說話，但漸漸地，在他妻子的協助下，波奇得以拼湊出他的經歷。過去幾個月來，這名病人一直為嚴重腹瀉所苦。他一天得上五到十次廁所；而到了晚上，同樣的情況仍舊重複上演。他甚至記不得上一次一覺到天亮是什麼時候。他不覺得痛，也沒有發燒或發冷，只是得不斷跑廁所而已。

當這名病人開口說話時，波奇的目光被他的手給吸引住了。他的手上佈滿了深色且又厚又粗的奇怪條紋，而且一路從指節延伸到指尖。她輕輕地將這名病人的手轉了過來，發現掌心上也有一樣的條紋。他告訴她，這個皮疹已經出現好一段時間了，大概有數周之久，甚至有可能數月。波奇在他的背部、胸口和腳上也發現了相同的疹子。

波奇在過去從沒見過這種皮疹。儘管如此，這名病人畢竟是為了腹瀉才來到醫院，而不是皮疹。於是，她強迫自己專注於病人所在意的問題：哪些原因有可能會造成這持續不斷又頻繁的腹瀉？波奇翻閱著這名病人的厚重病歷。他有許多醫療問題：糖尿病、動脈粥狀硬化疾病（也就是動脈管壁變硬），以及慣性高血壓。這些疾病組合在一起有可能會導致腹瀉，這是因為通往腸道的血液量受到了限制，進而造成組織所攝取的營養不足。除此之外，還有其他可能會造成嚴重腹瀉的因素：感染是其中一個，癌症則是另一個。某些腫瘤有可能會製造出過多幫助消化的激素，因而造成腹瀉。

波奇將病人的糞便和血液檢體送去化驗，以尋找是否有感染和消化激素過度分泌的證據。這名病人也需要針對通往腸道的血管進行超音波檢查，以確認血液流量是否有受到影響的情況。

隔天早上巡房時，波奇向這名病人介紹主治醫生維尼特・艾若拉（Vineet Arora）。較資深的艾若拉很擔心這名病人的嚴重腹瀉，但她也對那不尋常的皮疹印象深刻。這兩者有可能是同一種疾病的部分過程嗎？後來艾若拉告訴我，像他這樣的病人最難評估，因為他們有許多醫療問題，令醫療人員很難從「背景」中區分出「前景」。在此，背景指的是那複雜且時而異常的底線狀態，如今代表著病人的正常情況；而前景指的就是疾病。

某些能導致腹瀉和皮疹的重要疾病，必須列入考慮。乳糜瀉（也就是對小麥的成分「麩質」特別敏感）有可能會造成這兩種症狀發生。此外，和大多數皮疹不同的是，乳糜瀉所引發的皮疹能擴散到手心和腳掌上。鋅缺乏也可能造成兩者同時發生。另外還有一些維生素B缺乏的情況也會導致相同後果。波奇迅速地安排了一系列針對這些缺乏症的血檢。

在接下來的幾天內，這名病人的情況大幅好轉。他的腹瀉趨緩了下來，血壓也逐漸上升，使他站立和坐下時，都不會再有當初促使他來到醫院的頭暈症狀了。在此同時，檢測結果也陸續出爐，但並沒有提供真正的答案。超音波檢查證實了動脈確實發生硬化，但也顯示通往腸道的血流量充足。沒有感染發生的證據。這不是乳糜瀉，也不是鋅缺乏。在將近一周後，這名病人已經好轉並出院返家，不過醫療團隊依然不清楚他生病的原因。

幾天後，艾若拉和她的團隊得到了答案——或者至少是部分的答案。他們所做的血檢顯示這名病人嚴重缺乏維生素B6。起初，艾若拉感到很困惑。維生素B6缺乏症在美國很罕見，而且雖然這有可能會導致手腳疼痛，卻不會造成皮疹或腹瀉。最後，她終於解開了這道謎題：缺乏這種人體基本所需的營養素，導致這名病人發展出一種名為「糙皮症」的疾病。糙皮症最早是由十八世紀的歐洲醫師所提出。糙皮症的英文pellagra是源自對其最常見症狀的義大利文描述，意思是「粗糙的皮膚」。而這也是艾若拉和波奇一開始為這名病人做檢查時，最令她們印象深刻的地方。

數個世紀以來，這種疾病一直被認為是由感染所引起，但如今我們知道糙皮症其實是菸鹼酸缺乏所致。一個人若沒有攝取菸鹼酸，還是能靠身體自行製造，但需要有維生素B6才辦得到。在醫學院裡，我們學到糙皮症的特色是四個D：腹瀉（diarrhea）、皮膚炎（dermatitis，也就是皮疹）、失智症（dementia），以及死亡（death）。這名病人中了四個當中的其中兩個。

如果皮疹和腹瀉是由維生素B6缺乏症所引起的，那麼造成維生素B6缺乏症的原因又是什麼呢？同樣地，艾若拉還是無法確定。在進一步閱讀相關資料後，她找到了答案。這名病人正在服用一種名為「亥爪拉任」（hydralazine）的降血壓藥，其副作用是會消除體內的維生素B6。這是一種舊式的血壓藥，隨著更新、更便於服用的藥物問世而逐漸遭到遺忘。然而，數年前某一研究指出，亥爪拉任有可能對非裔美國人特別有用。這項新資訊使這種舊式的藥物又回到現代醫生的面前，而非裔的美國病患也很喜歡這個藥物。亥爪拉任最初問世時，大家都知道其副作用是造成維生素缺乏，然而當它再次復出時，這點似乎已被淡忘。

如今這個故事逐漸開始變得合理：亥爪拉任造成維生素B6缺乏，而維生素B6缺乏又造成菸鹼酸缺乏和糙皮症。而這名病人的腹瀉則導致其血壓降低。當他在醫院時，由於他的血壓太低，因此醫生們並沒有給他亥爪拉任。而少了亥爪拉任後，這名病人就能夠吸收維生素B6並製造菸鹼酸。等到他出院時，腹瀉的問題已獲得驚人的改善。艾若拉聯絡了這名病人的家庭醫生凱文・湯瑪斯（Kevin Thomas）後，對方立即讓他開始服用維生素B6的補給品。腹瀉在一周內完全解除；而顯眼的皮疹也在接下來的兩周內消失。

艾若拉和波奇向其他醫生報告這個案例時，發現他們當中幾乎沒有人知道亥爪拉任的這項副作用。

「我們怎麼會不再知道這件事呢？」艾若拉驚訝地問我。「如果這種藥物要再度被使用，那麼醫生們就一定得知道這個狀況。」

全身又紅又痛

在急診室廁所裡，這名五十五歲的女子幾乎認不出鏡子裡那張盯著她看的臉。她的雙眼腫脹到她只能透過狹小的縫隙，看著自己扭曲的倒影。她的皮膚浮腫通紅，胸口則散佈著數個緋紅色的斑點。

她和她的丈夫、表妹以及表妹的丈夫，一起在佛蒙特（Vermont）的山區露營。他們在前一晚開著休旅車抵達綠山山脈的一處營地。當時在下雨，但他們在露營車裡享用了美好的晚餐，然後就上床睡覺了。當這名女子隔天醒來時，她馬上知道自己發燒了。她的眼睛感到刺激，皮膚發癢，而當她刷牙時，她吐進水槽裡的牙膏是帶著血的紅色。就連小便都令她疼痛不已。

她表妹的丈夫是一位醫生。他為她檢查了眼睛，發現有紅腫發炎的情況。接著他又檢查了她的口腔。她的舌頭上和兩頰內側長了水泡，而且裡面是深色的液體，幾近黑色。是血，他突然意識到。

「妳必須要去醫院，」他如此宣告。他不清楚她怎麼了。他是一位放射科醫生，之前從沒見過這種事。但他很確定她需要去見某個處理過相同狀況的人。

開車到醫院的這兩個小時是這名女子人生中最悽慘的時光。黃昏的陽光刺痛了她的眼睛。她的皮膚很癢，而且一碰就痛。她的頭也在疼，加上車子的晃動，更令她感到不適。當他們終於抵達布拉特爾伯勒紀念醫院（Brattleboro Memorial Hospital）時，她感到如釋重負而差點哭了出來。

醫生、護士和技師忙進忙出，接二連三地問她問題，替她掛上點滴，以及抽血。到了傍晚時，她已經能坐起身了。抗組織胺舒緩了她發癢的皮疹。一位溫柔但態度嚴肅的中年女子，向她介紹自己是泰瑞莎‧費茲哈里斯（Teresa Fitzharris）醫生。在她的鼓勵下，這名病人開始述說她的經歷：她表示自己在上床睡覺時還好好的，醒來時卻覺得非常不舒服。

事實上她告訴醫生，自從她和丈夫到佛蒙特西部露營後，她已經不舒服將近兩周了，只有前一天例外。在那趟旅程中，她被許多黑蠅叮咬，每個傷口都腫成碩大凸起的斑痕。這種情況以前從未發生過。

接下來的一周，她到長島去見她的姪子。等她回到家後，她的頭開始劇烈疼痛。她吃了一顆布洛芬後上床睡覺。隔天頭已經不痛了，但她卻發燒到一〇一度（攝氏三十八‧三度）。她繼續吃布洛芬來退燒，但同時也覺得奇怪，因為除了發燒外，她並沒有感到任何不適。發燒持續了幾天，令她擔心自己沒辦法和家人一起去露營。沒想到在出發當天，她的狀況良好，既沒有發燒，也沒有頭痛。如今她又開始發燒了，而且覺得自己從沒這麼不舒服過。

這名病人燒到了一〇一‧六度（攝氏三十八‧七度）。她的心跳急促，眼睛腫脹且充滿血絲，睫毛則被黃色的分泌物所包覆。她的喉嚨紅紅的，舌頭上和臉頰內側有好幾個充血的水泡。而頸部、胸口、腹部和背部如今佈滿了凹凸不平的鮮紅色皮疹，不僅奇癢無比，也有點痛。

費茲哈里斯檢視了化驗報告，結果全都正常。胸部X光沒有問題，血液、尿液及眼部分泌物的培養鑑定則還在等結果。她聯絡了目前人在家中的感染科醫生大衛‧歐布萊特（David Albright）。由於當晚是他待命，因此她必須先向他講解一遍這個病例的狀況。

這顯然是某種熱疾病，但是那一種呢？病毒性熱疾病是其中一種可能。克沙奇病毒經常會攻擊皮膚和黏膜。腺病毒則會引起發燒以及眼睛和喉嚨的感染。或者，她是否有可能先出現病毒感染，接著又發生了額外的細菌感染？考慮到她最近的戶外暴露經驗，這也有可能是某種蟲媒傳染病，例如萊姆病或洛磯山斑疹熱。這名病人並沒有看到任何蜱蟲，但話說回來，許多病人就算被蜱蟲咬了也不自覺。

歐布萊特則懷疑這根本不是感染。眼部出現分泌物和皮疹發癢有可能是過敏反應。這名病人沒有過敏病史，但任何年紀的人都有可能發展出過敏症狀。歐布萊特開始替這名病人投以抗生素，以治療最有可能是成因的感染。

隔天，當歐布萊特見到這名病人時，她身上的疹子紅得很明顯，背上隆起的斑痕則融合成一大片凹凸不平的紅斑。她的燒退了，但她還是很痛、很癢、很不舒服。他不清楚出了什麼問題，但他很確定自己從未看過這種狀況。他立刻聯絡皮膚科醫生喬治・克雷斯波（Jorge Crespo），向他詳細描述了這名病人的疾病進程、體檢發現，以及他和費茲哈里斯考慮到的診斷選項。

克雷斯波告訴他，口腔內的充血水泡似乎能排除掉洛磯山斑疹熱這個可能性，而從病人身上的密集紅疹看來，萊姆病和無形體症這些常見的蜱媒傳染病也不太可能是選項。克雷斯波說他必須要親眼看過才能確定，但光聽描述，他認為這並不是感染。他相信這是一種名為「史蒂芬強森症候群」的嚴重過敏反應。當罹患這種可能會威脅性命的疾病時，某種因素（有時是感染，但較常為藥物）會促使身體攻擊皮膚最深層和黏膜，導致表層皮膚形成水泡和脫皮，看起來幾乎就像是嚴重曬傷。他很快就會到醫院查看她的狀況。

布洛芬和其他非類固醇消炎藥都是最常被使用的藥物，因此也是引發副作用的常見原因。高達百分之七的入院人次通常都和藥物不良反應有關，而在這當中又有超過一成的情況是由非類固醇消炎藥所致，且通常是對病人的腸胃道或腎臟造成影響。就史蒂芬強森症候群而言，非類固醇消炎藥是觸發過敏反應的第三常見藥物。撲必寧（Bactrim）和其他磺胺類抗生素更為常見，而某些抗癲癇和抗痛風藥物也和史蒂芬強森症候群有關。

在看了這名病人的皮膚、眼睛和口腔後，克雷斯波更加確信這是史蒂芬強森症候群。他和這名病人交談後，認為她很可能是對她所服用的布洛芬產生了過敏反應。她最初是因為頭痛而服用；等到發燒症狀出現時，她也沒有察覺到，那其實是這種罕見但破壞力極強的過敏反應所致，於是（理所當然地）繼續吃了幾天以退燒。

雖然對於史蒂芬強森症候群的最佳治療方式，目前仍存有爭議，不過克雷斯波還是建議使用類固醇，以減緩免疫系統對病人皮膚所發動的錯誤攻擊。另外也需要徵詢眼科醫生的意見，因為史蒂芬強森症候群有可能會導致失明。這名病人繼續在布拉特爾伯勒紀念醫院待了幾周，但直到數個月後，她都還沒完全康復。即使是現在，相隔了十年，她還是忘不了那場苦難。當時，她的眼睛發炎情形過於嚴重，甚至傷到了淚腺。自從開始住院後，每隔幾分鐘，她就必須要用生理食鹽水點眼睛，因為她已經無法再分泌淚水。如今，點眼藥水的動作已經習慣成自然了，但還是每天提醒著她那段經歷。

我聯絡了克雷斯波，請教他當時為何能如此迅速地做出診斷。是因為病人的病史嗎？還是檢查結果？「皮膚科最重要的就是觀察，」他說。「必須眼見為憑。」不過在這個案例中，他是在電話中做出診斷的啊。「但一樣是仰賴觀察，」克雷斯波表示。只不過他是透過別人的眼睛去看。

黑拇指

這名七十二歲的女子小心翼翼地鬆開她繞在大拇指上的繃帶。就在她受傷的指頭慢慢露出來的同時，她女兒倒抽了一口氣。在末端指節裡原本應該是肉的部分，看起來就像是被腐蝕過似的；剩餘的肉變得又黑又硬。一股惡臭從傷口飄散開來。「昨天我本來以為客廳裡有死老鼠，」這名女子告訴她女兒。「後來才意識到那是我大拇指的味道。」她現在無法用那隻手做任何事，甚至不能整理她的花園。這令她感到很沮喪。

這位女兒想著：這會是壞疽嗎？媽媽會失去她的大拇指嗎？她拿出手機拍下了這根手指的照片。她和她母親的內科醫師在同一所醫學中心工作，地點就在密蘇里州的喬普林（Joplin）附近。她必須要讓對方知道事態有多嚴重。

這名醫生之前曾看過這種皮疹。幾個月前，這名病人的手第一次腫起來時，曾來過他的辦公室。就在幾個禮拜前，他才剛和她見了第二次面。當時她雙手的皮膚上出現了會痛的大塊紅斑。不過這次是新的狀況，他看了照片後告訴這位女兒。在沉默了一會後，他提出建議：她應該戴她母親到明尼蘇達州羅徹斯特（Rochester）的梅奧診所（Mayo Clinic），距離將近有六百英里遠。「不要預約，」他告訴她。直接帶她到急診室。他很肯定他們會查出原因。

隔天一早，母親、兩位友人和她女兒啟程踏上這耗費十小時、橫跨四州的長途旅行，向北前往梅奧診所。等他們抵達時，這名母親差點無法自己走到門口。在等候室裡，她突然開始發抖。她告訴女兒她覺得好冷。她的牙齒不停打顫，還發燒了。她女兒發現她似乎變得很迷惘困惑。他們帶她過來的時機顯然剛好，不能再遲了。

這名病人入院並在病房裡安頓好時，已經過了午夜。負責照顧她的是正在接受培訓的丹尼爾・帕爾頓（Daniel Partain）醫生，他向她自我介紹。她患有牛皮癬多年，皮膚會像鱗片般剝落，而且有時還滿癢的，但她用類固醇藥膏就能加以控制。接著她又發展出這折磨人的關節痛，發生的位置大多在手部、手腕和手肘，但其他關節偶爾也會有紅腫疼痛的情形。幾年前，她開始看一位風濕科醫生。對方表示她患有「乾癬性關節炎」（一種具侵襲性的關節炎，主要是因免疫系統出了問題，進而攻擊自身組織所致）。若未接受治療，這種疾病有可能會嚴重破壞患者的骨頭。這名醫生開始讓她服用強效型的免疫抑制藥物後，她確實覺得好多了。

這些藥她已經吃了四年，狀況都還不錯。接著在三個月前，她開始出現腫脹的症狀，大多在手部和手臂。然後這些醜陋的紅色斑點就形成了。她的關節不會痛，但這些疹子會。這名風濕科醫生將原因歸咎於她的乾癬性關節炎突然加劇，因而增加了她的藥量。在發現這麼做沒用後，他又替她換了更強的藥。然而她的手卻更加惡化了，尤其是她的大拇指。

這名女子盡量用輕鬆的語氣訴說自己的經歷，但帕爾頓知道她其實感到很痛。她的右手大多時間都靜置在大腿上，除了腫脹外，上面還佈滿了紅斑。她的大拇指則醜陋得嚇人，指尖的肉上結了一層黑色的厚痂皮。在她的兩隻手臂上也都有結痂的深紅色皮膚，不過其他地方就沒發現相同狀況了。

這位年輕醫生不清楚究竟發生了什麼事。如果是乾癬性關節炎當中的牛皮癬造成了紅疹和黑拇指，那麼她的藥為何會沒有幫助？或許她同時也有感染的情形；由於她所吃的藥抑制了她的免疫系統，也就是體內用來對抗入侵有機體的最重要防禦，因此她很容易受到各種病菌的攻擊。帕爾頓準備了抗生素以防萬一，並請風濕科和皮膚科醫生在當天稍晚過來看看。另外他也給了這名女子一些止痛藥，然後就去見下一位病人了。

到了早上，團隊裡的資深住院醫生露絲・貝茲（Ruth Bates），很感興趣地聽著她的實習醫生敘述這名新病人的狀況，並稱讚他的做法很細心。在醫療團隊進入病房後，這名病人解開了繃帶，讓他們看看這個把他們聚集在一起的傷處。他們替她檢查後就離開了，並承諾會在午餐後回來。

他們一踏入走廊，貝茲立刻轉身面向她的實習醫生。「我想我知道這是什麼，」她對他說。「我之前看過相同的狀況。」兩年前，當她還是實習醫生時，一名男子帶著一樣的潰傷找上門來。他就和這名女子一樣，正在服用免疫抑制藥物。他們為他進行了各項檢測，發現他得了一種在明尼蘇達州不常見的疾病：他被一種名為「莢膜組織漿菌」（Histoplasma capsulatum）的黴菌所感染，導致他罹患了「組織漿菌症」。貝茲認為這名女子很可能也得了相同的病。

世界上約有一百五十萬種不同的黴菌，但只有約三百種會讓人生病。許多黴菌住在土壤裡，吸入的話有可能會造成感染。在美國，常見的黴菌因地區而有所不同。組織漿菌症在美國各地都是極其常見的流行性黴菌感染疾病，但主要常見於中南部，也就是在密西西比與俄亥俄河谷附近。這名病人的家就在存有這種黴菌的地區。受感染的蝙蝠或鳥類會帶著這種真菌移動，並透過排泄物使其沉澱於土壤中。貝茲回到這名病人的病房後，詢問她是否曾接觸過任何土壤或鳥類。結果得到了肯定的答案：她不僅熱衷於園藝，而且花園裡擺放了許多餵鳥器。

團隊的醫生們開始安排血檢和尿檢，以確認當中是否含有這種黴菌。皮膚科醫生則對她手上的紅疹進行切片，以取得檢體。隔天，這些檢測的結果證實了感染確實存在，於是她開始接受抗黴菌藥物的靜脈注射治療。

大多數罹患組織漿菌症的人都不知道自己得了這種病。這種感染不是毫無症狀，就是症狀輕微到病人不會就醫。在那些有症狀的人當中，多數人的病只侷限在肺部（例如支氣管炎和肺炎），通常不需要接受治療。

不過這名病人是特例。檢測結果回傳為陽性，而斷層掃描也證實她全身上下都受到了感染，包括胸部和腹部。她為了關節炎服用免疫抑制藥物，結果而替黴菌創造了一個舒適的環境。隨著她所使用的藥物變得更多更強效，她的免疫系統也變得更加脆弱，導致黴菌感染的情形越來越惡化。

這名病人的康復過程既緩慢又艱辛。每天，她都會得到一支鮮黃色的抗黴菌注射藥劑。她稱之為「地獄來的能量飲料」❶。每一次注射都令她心跳加速、血壓飆高。她經常腹瀉。儘管她已接受治療，但黴菌還是侵蝕了她的腸道，導致她必須動緊急手術，切除一．五英尺（約三十公分）的小腸。她總共在醫院待了漫長的四周，回到喬普林的復健中心又多待了幾周。然而，即使在經歷了這麼多治療後，她還是得每天服用抗黴菌藥物，就這樣持續一年。

如今，距離那遠赴梅澳診所的旅程已過了將近三年。她再也無法服用任何免疫抑制藥物了。現在她的關節炎比以前還要困擾她許多，但她說服用強效的乙醯胺酚會有幫助。儘管她已經不碰免疫抑制藥物了，但還是不會讓自己冒任何險：她的餵鳥器已經移走了；而每年春夏，她都會讓她的六個孫子孫女，替她做所有的園藝工作。

1 此藥物為amphotericin B，抗黴菌後線藥物，在台灣臨床上俗稱「跳跳針」，來自於會影起顫抖症狀的副作用。（姜冠宇醫生）

排舞

「哇！妳手臂上的那個是什麼啊？」一名年輕舞者不安地驚呼。這名四十一歲的舞者兼編舞家看著另一位舞者所指的那個地方。在她的前臂側邊有一條鮮紅色的線，從手腕向下蜿蜒至手肘。她完全沒意識到有這條線的存在；它既不會痛也不會癢，所以她並沒有多加理會。過去幾天，他們都在瑪莎葡萄園島（Martha's Vineyard）的一處表演空間裡排練；這個場地是用一個舊穀倉改造而成的。也許她的手臂是被某個東西刮傷了。她告訴她的朋友，不管如何，她都沒有時間去擔心這個。他們只剩四天就要正式表演了。

這群舞者來到景色如詩的海邊，準備在藝術家度假中心住一個月。他們的時間一半分配給穀倉裡的藝術創作，另一半則讓他們能在島嶼沙灘上休息放鬆。由於這條怪異的紅線並沒有什麼大礙，只是有點刺痛而已，加上這位編舞家覺得自己的狀態大致良好，因此她大概是已經徹底忘了這件事，直到別人問起才又想到。

每個人似乎有自己的一套看法。有些人堅信那是野葛所致。或許吧，她答覆，但她並不覺得癢。其他人認為那看起來像是被水母螫的傷口，或是某種感染。也有可能，她回答，但她預期在那些情況下感覺會更痛。在正式演出當天，表演場地的一位員工表示隔天願意帶她去緊急照護診所。她真的應該要去檢查一下，這名女子竭力勸她。編舞家陷入兩難。一方面，她手臂上的線條既詭異又神秘。另一方面，她並不會為此而感到困擾，加上隔天是她在島上最後的空閒時光，也是她享受海灘和海浪的最後機會。

不過，她自己確實也很好奇。肯定會有一位當地醫生能告訴她這是什麼。於是，隔天上午稍晚，她請某個人載她到島上的緊急照護診所。當她抵達時，那裡的醫生都在忙。有位護士表示能幫她先看一下，如此一來，至少能先告訴她值不值得擔心。她跟著那位護士進入診療室，並將她的袖子拉起，露出了那條紅線；如今紅線不但隆起，而且看起來就像發炎般腫脹。她聽見護士猛然倒吸了一口氣。她真的應該要去急診室，這名護士告訴她。她不確定是怎麼回事，但她十分擔心。

在急診室裡，一位護士和一位醫生助理陸續來看她。他們都感到很困惑。這名護士向這位舞者表示，她住在瑪莎葡萄園島超過十年了，但從沒見過這種狀況。這名醫生助理也不確定這是什麼。急診室開了類固醇藥膏的處方簽給她，並提醒她情況惡化時務必回來，然後就讓她回家了。

回到了作為表演場地的穀倉後，另一位員工向她走來。他拍了她手臂的照片傳給他母親看，因為他母親是華盛頓州的感染科醫生。對方在自己的辦公室裡把照片給同事看過後，儘管他們當中沒人能確定那是什麼，但他們都達成共識，認為那可能是非典型的「遊走性紅斑」，也就是在萊姆病患身上會看到的疹子。畢竟她人在瑪莎葡萄園島上，而這裡基本上是萊姆病的流行地區。這位醫生建議她要服用兩周的去氧羥四環素。

對這名舞者來說，那聽起來似乎很合理。她確實曾聽過很多提醒，要她檢查自己是否曾被蜱蟲叮咬，因為在這座島上得到萊姆病的風險極高。但這天剛好是周日，當地的藥局沒開，而他們隔天就要回紐約市了。到了周一，這名舞者透過病患平台系統，發訊息給她的家庭醫生，請對方推薦適用的抗生素，並開立處方簽。她也附上了一張紅疹的照片。對方辦公室裡的人打電話來告知處方簽後，她就開始服藥了。然而隔天早上，她接到了那位家庭醫生的電話。對方很擔心她的條狀紅疹。這也許是萊姆病造成的，不過看起來並不像是她見過的萊姆病紅疹。這名舞者需要去見皮膚科或感染科醫生，才能獲得真正的診斷。

事到如今，這名舞者開始有點著急了。她聯絡了大衛・貝克赫（David Bekhor）醫生的辦公室。對方是經他人推薦的感染科醫生，並同意在那一周見她。

貝克赫是個個子高又注重整潔的人，年紀與她相彷。她概要地敘述了她的經歷。在聆聽的過程中，他第一個想到的是「孢子絲菌病」。這是一種黴菌感染，經常又被稱為「玫瑰園丁症」，因為這種黴菌生活在植物上，會透過皮膚的破損處傳播，例如那些被玫瑰刺破的傷口。這種黴菌能藉由淋巴系統形成一條隆起的紅線，一路從受感染處（通常是在手上）向上蔓延至手臂。

然而當她讓他看手臂後，他立刻打消了這個念頭。這條鮮明的紅線約一至兩公分寬，從小指那一側的手腕開始，一路向上延伸到手肘。受侵襲的皮膚除了稍微凸起外，還有一點脫皮。貝克赫馬上認出了這是什麼疹子。「妳是不是曾在海灘上喝可樂娜？」他問。這名舞者聽到問題時愣了一下。這是哪門子的問題啊！沒有，她什麼啤酒都沒喝。

這位醫生又繼續問：當她在海灘上時，是否曾在任何飲料裡擠入萊姆汁？算是吧，她回答。她在她帶到海灘上的水裡加了萊姆汁。由於她每天都要跳好幾個小時的舞，因此會喝非常非常多的水。而她通常會擠點萊姆汁到水裡以增添風味。

找到答案了。這名醫生表示，她沒有萊姆病；她有的是「因萊姆而造成的病」，其醫學用語為「植物光照性皮膚炎」。萊姆汁裡含有一種名為「呋喃香豆素」的化學成分，當接觸到陽光時，會導致皮膚產生反應。就在某個時刻，當她把萊姆汁加進水中時，她一定是不小心滴了一些到手臂上。她洗了手，但是並沒有洗手臂。於是，當陽光對乾掉的萊姆汁起作用後，就引起了這種皮膚的發炎反應。這種疹子不會馬上出現，有可能會在二十四小時後才逐漸形成，導致旁人更難看出萊姆汁和紅線之間的因果關係。這不是過敏反應，他補充說明，因為這種情況可能且勢必會發生在任何人身上，只要他有所需的要素：萊姆汁和陽光。

貝克赫說他一年會看到幾次這樣的疹子，且通常發生在夏季，不過在冬季的遊艇盛行期間也會看到。他總是會問病人是否曾在海灘上喝可樂娜，因為去海邊的人經常是在那樣的狀況下接觸到萊姆汁。他告訴我，在大多數的情況下，對方都會一臉詫異：他們會問，你怎麼知道？他咯咯笑著。導致紅疹形成的這種化學成分在其他食物裡也能找到，例如葡萄柚、檸檬、芹菜和荷蘭芹，不過肇事的通常都是萊姆汁。事實上，這種發炎反應有時還被稱作是「瑪格麗特皮膚炎」。此外，起疹子的狀況甚至有可能比這名病人嚴重許多。患者有可能會長出水泡和皮膚腫脹，而且有可能會非常痛。她算是相當幸運了。這名醫生解釋目前並沒有什麼能做的事，要等上一陣子（通常數月）讓疹子自己消退。

自從瑪莎葡萄園島的舞蹈常駐演出和海灘上的萊姆汁紅疹事件後，已經過了幾個月了，但這名病人的紅線依舊存在。雖然還是看得見，不過紅線的表面已變得平滑，顏色也褪了。至少現在，當別人問起她手臂上的條紋時，這名舞者多了一個故事可以分享。

第八部

太過虛弱

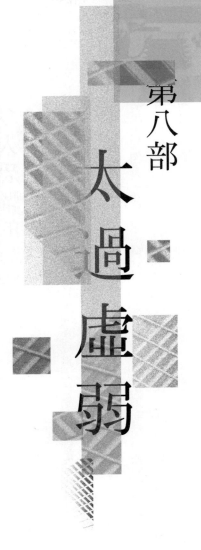

令人恐懼的靜默

這名女子坐在一旁，看著自己三個月大的女兒無力地躺在醫院的搖籃裡；這幾天真是令人煎熬。突然間，這名嬰兒鼓起的臉頰失去了光彩，原本從喉嚨後側傳來的微弱咯咯聲也安靜了下來。警鈴聲響起，一名護士衝進了房裡。

這名護士匆匆看了氧氣監測器一眼，接著迅速地將她的小型聽診器放在嬰兒的胸前：她幾乎沒在呼吸了。這名護士抓起備於床邊的透明塑膠抽吸管，慢慢地伸入嬰兒的雙唇間，向喉嚨深處移動。被抽上來的清澈液體在管子裡冒泡，發出一種啜吸聲，感覺就像是最後幾滴飲料從吸管通過的聲音——她的呼吸道裡累積了許多唾液。

最後這名嬰兒虛弱地哭了出來，聽起來就像是小貓哀傷的叫聲。隨著她的臉頰逐漸恢復紅潤，氧氣監測器上的數字也從下降轉為上升。

這名母親急切地轉頭看向剛加入護士的小兒科醫生。她看見醫生的臉上似乎閃過了一絲憂慮。或許他們不會有辦法查出她的孩子出了什麼問題。

才不過幾天前，這名如玫瑰般紅潤又胖嘟嘟的三個月大嬰兒突然就不吃東西了。這已經是這名母親的第二個孩子，她很清楚嬰兒的食慾有可能時好時壞，因此並沒有太在意。等到隔天這個孩子只喝了一次奶後，她才開始擔心。接著到了再隔一天的早上，這名嬰兒又不肯喝奶了，也拒絕瓶餵，於是這名母親聯絡了她的小兒科醫生。

這名醫生為嬰兒做了檢查後，懷疑有異物卡在她的喉嚨裡，於是將母女倆送到一位專科醫生那裡。在得不到任何發現後，這名小兒科醫生又將她們送往當地醫院，以進行輸液和進一步評估。

在醫院裡，這個孩子的父母被告知她可能感染了某種病毒。除了看起來有點虛弱外，她沒有發燒，生命徵象和體檢也很正常。血液和尿液檢體已送到實驗室化驗，結果就和胸部X光以及腹部和骨盆超音波一樣正常。腰椎穿刺也沒有任何發現。儘管檢測結果都沒有異狀，但為了保險起見，醫療團隊還是開始為這名嬰兒投以抗生素。然而三天後，她還是不肯喝奶。她已經虛弱到無法抬起頭了。也就是在那個時候，這對父母要求將他們的孩子轉到附近的孩童專門醫院。

當天傍晚，這名嬰兒被送到了曼哈頓的摩根史坦利兒童醫院（Morgan Stanley Children's Hospital）。佩爾頓・菲尼奇（Pelton Phinizy）是正在接受最後一年培訓的小兒科醫生，也是當時待命的住院醫生。當他看到救護員推著搖籃車進病房時，他馬上跟了上去。他將社區醫院送來的單薄檔案大致看過一遍，接著就進去見這對父母和孩子。

菲尼奇一見到這名嬰兒，就感覺到某個地方出了嚴重的差錯。「我全身上下的警報都在響，」這位受訓第三年的住院醫生告訴我。這名嬰兒像隻海星般癱軟地躺在床上，絲毫沒有動靜。她的眼皮下垂，看起來就像是一直都快要睡著似的。但這位醫生最擔心的是從她喉嚨裡傳出的微弱咯咯聲。

她的父母向這位年輕的住院醫生描述她拒絕喝奶的怪異現象。直到數天前，她都還是很健康，既沒有受傷，也沒有接觸過任何生病的人。她和姊姊經常去公園玩，但她的姊姊沒事，未曾出現任何症狀。

自從生病後，這名嬰兒從未發燒，但她的父母懷疑她可能有鼻塞，因為過去幾天，她一直發出那種奇怪的咯咯聲，加上她的脾氣也比平常要暴躁許多，就好像身體不舒服的樣子。

菲尼奇和這對父母談過後，就開始替這名嬰兒檢查。她的身形圓潤，眼睛在半闔的眼皮下顯得異常清醒。然而，當這位醫生舉起她時，她的頭猛然向後仰，彷彿重到脖子無法支撐。她的手臂和腿直直垂掛，而她完全沒有要移動它們的意思。他小心翼翼地將她放回床上，然後將她的一隻手臂舉起，橫拉過胸前。正常來說，嬰兒的肩膀肌肉應該會阻止她的手越過另一側的肩膀。結果她的手臂就像是沉甸甸的重物一般，而她的手則伸到了另一側肩膀之外。這隻手臂奇怪地平放在她胸前，就像一條被拉得太緊的圍巾。當他用壓舌器碰觸她喉嚨後側時，她發出作嘔聲，但其他反射作用（手臂和腿）完全沒出現。

菲尼奇回去看第一間醫院的醫療記錄。那裡的醫生已經排除了某些最有可能的原因。血液、尿液和脊髓液的檢驗結果暗示這很可能不是感染疾病。腸道的超音波檢查則顯示沒有阻塞或移位的情形。所以到底是發生了什麼事？

這有可能是某種肌肉或神經的先天性疾病嗎？從這個家庭的病史看不出任何跡象，但某些這方面的疾病需要父母雙方都將有缺陷的基因遺傳給小孩後，才得以發展出來。這會不會是格林－巴利症候群？那種麻痺症有可能會導致這名嬰兒所表現的廣泛性肌肉無力。這有可能是腰椎穿刺時沒被檢查到的腦部感染嗎？腦炎在初期有可能會在檢查時被遺漏掉。肉毒桿菌中毒會是一種可能嗎？儘管極其罕見（在美國一年發生的病例數通常少於一百五十例），但此一中毒現象有可能會造成這種嚴重且有時致命的無力症狀。

如果說菲尼奇只有一件事很肯定，那就是這名嬰兒已經病到無法待在一般的小兒科病房了。她喉嚨裡傳出的咯咯聲令他十分擔心，因為這表示她已經虛弱到無法吞嚥。她有可能會被自己的口水給「淹死」，就像幾天前她才剛在社區醫院裡經歷的狀況一樣。她真的很需要在加護病房裡接受監測，必要時也得裝上呼吸器。於是菲尼奇前往加護病房，找到了當天待命的史坦利・亨姆（Stanley Hum）醫生。

菲尼奇大致向他說明了這個病例，並敘述了她的體檢結果。對於這個健康的孩子突然發生的無力症狀，亨姆特別感到好奇，畢竟幾乎沒有疾病會造成這種現象。格林－巴利症候群是有可能，但那在脊髓液的檢測中應該就會有所顯示。即使還未見到這名嬰兒，加上在過去只遇過一次這種疾病，但亨姆還是認出這是嬰兒肉毒桿菌中毒的典型表現。

肉毒桿菌中毒是一種罕見且有可能致命的疾病，引發原因是肉毒桿菌這種細菌產生了神經毒素，使接觸到的肌肉變得麻痺，喪失了收縮能力。如果這種肌肉麻痺影響到橫膈膜，在未獲得醫療協助的情況下，患者有可能會窒息而死。

該疾病的相關描述最早是在十九世紀時提出，當時德國有上百人在吃了被肉毒桿菌和其毒素所污染的香腸後，變得全身麻痺。而因為這個緣故，肉毒桿菌（botulinum）和肉毒桿菌中毒（botulism）的英文皆源自「香腸」一字的拉丁文，即botulus。

雖然肉毒桿菌中毒最初被人描述為一種食媒性疾病，但大多數病例是因為接觸到遭肉毒桿菌汙染的土壤所致。而在世界各地的這類病例中，嬰兒又佔多數。他們大腸中的腸道菌叢尚未發展健全，因此肉毒桿菌很容易在那裡生長並製造毒素。這名嬰兒有可能是曾經接觸到公園土壤裡的肉毒桿菌。最近由颶風珊迪（Hurricane Sandy）所引起的水災，很可能造成了土壤的重新沉積。

肉毒桿菌中毒的鑑定檢測需花費數天，然而治療越早開始成效就越好。因此，儘管尚未確診，亨姆已經先告知這位住院醫生要準備肉毒桿菌抗毒素BIG-IV，使這名嬰兒能獲得足夠的抗體，以遏止疾病的發展。菲尼奇趕緊回去告訴那對父母，而亨姆和他的團隊在聯絡了加州的製藥廠商後，隔天BIG-IV就送達了。

在搬到加護病房不久後，這個孩子開始出現呼吸困難的症狀，於是亨姆替她裝上了呼吸器。肉毒桿菌中毒的診斷在數天後確立，之後這名嬰兒仍在加護病房待了兩周半，直到她復原為止。過了約一個月後，她終於得以出院；儘管不像以前那樣胖嘟嘟的，但已經回到她平時快樂又有食慾的樣子了。

在最近一項與診斷錯誤有關的研究中，哈迪普・辛格（Hardeep Singh）醫生提到，超過四分之三的錯誤都發生在醫生與病人的初次會面，而在這些錯誤當中，絕大多數都是因為病史資訊蒐集或體檢不夠完備所致。就此一病例而言，菲尼奇醫生從孩子父母和第一間醫院那裡取得了詳細的病史，也花時間進行了徹底的體檢。雖然他不確定這名嬰兒生了什麼病，但多虧他周詳的資訊蒐集工作，使得另一名更資深的醫生甚至在未見到這名嬰兒的情況下，就能做出診斷。

我們的高科技診斷工具在醫療領域中贏得了所有的榮耀。然而事實上，我們之所以能做出正確診斷，靠的幾乎都還是那些老派的技能，也就是聆聽病人主訴、為他們進行體檢。

倒下的一家之主

「你能來幫我嗎？」這名五十二歲的父親大聲呼叫睡在另一間臥房的兒子。當時將近午夜，這名男子從睡夢中醒來後，曾試著起身去浴室。當他站起來時，他驚訝地發現自己的腿一點力氣也沒有，於是就這麼跌倒在地。而現在，他需要有人協助，才能再站起來。他那患有智能障礙的二十一歲兒子走進了房裡。父親輕聲指示著兒子該怎麼做，才能將他抬回床上。接著他拿起電話聯絡了一位友人，請對方來陪伴他的兒子。等一切都安排就緒後，他打電話叫了救護車。

當晚在康乃狄克州的沃特伯里醫院（Waterbury Hospital）裡，凱瑟琳・塞繆斯（Kathleen Samuels）是負責安排病人進加護病房的住院醫生。在接到電話、得知這名無法走路的男子要過來之前，她已經接待了數名病人了。這名男子的血鉀濃度已低到危及性命。鉀離子是血液中不可或缺的電解質，正常來說濃度在人體內維持不變。急診室醫生尚未查出這名男子的血鉀濃度為何會這麼低，但很確定他需要進加護病房接受監測，直到他們了解原因為止。

塞繆斯趕緊去見這位病人。他看起來很健康，而且似乎對自己突然無法走路感到驚訝。據他所述，他之前都好好的，直到兩天前髖部和膝蓋才開始痛了起來。雖然疼痛持續不斷，不過在早上和他走路時最為嚴重。他在那兩天內去了急診室兩次。第一次他待了數小時就離開了；雖然還沒見到醫生，但他必須趕去日間照護中心接他兒子。隔天他又回到了急診室，醫生告訴他是關節炎，並開了止痛藥給他。結果他都還沒吃到藥，就已經不能走路了。他沒有其他醫療問題，也沒有服用任何藥物。他不菸不酒，自己照顧兩個有殘疾的成年孩子，其中一個過去兩周都待在醫院裡。

這名病人能將他的腿抬離床面，但只要塞繆斯稍微施加一點壓力，他就沒辦法做到了。他有輕微的顫抖症，但他告訴塞繆斯這種情況已持續了數年。除了這點外，體檢結果並沒有特別值得注意的地方。另一方面，他的實驗室檢測結果則是完全相反：不僅血鉀濃度偏低，白血球和血小板數量也是如此，而血糖和甲狀腺激素的濃度則是偏高。甲狀腺的作用是控制身體運作的賣力程度，而他的甲狀腺正告訴他的身體要非常賣力運作。不過，會對這名男子造成生命威脅的，還是只有他過低的血鉀濃度，而那也是塞繆斯關注的重點。她先設法為他補充足夠的鉀離子，以代替他流失掉的部分，然後再試著查出他血鉀過低的原因。

腹瀉和嘔吐是血鉀濃度偏低的常見原因，但這名病人說他沒有這兩種狀況。鉀離子是由腎臟負責調節。雖然他的腎臟看起來很正常，但他還需要更多廣泛的檢測才能確定。某些藥物會導致腎臟將多餘的鉀離子排入尿液中，但這名病人並未服用任何藥物。

當天早上七點半，塞繆斯去參加醫院的住院醫生簡報，也就是受訓醫生的每日會議。大部分有關診斷思維的教學都會在會議中進行。住院醫生和負責教學的醫生會聚集在會議室裡，針對某一位入院病人的診斷過程進行思辨與討論。這天早上，塞繆斯在會議中向大家報告她所負責的這個病例：包括這名無法行走的男子目前狀態如何，她在為他體檢時有何發現，以及他的檢測結果透露了哪些資訊。

在醫生們熱烈討論病例的過程中，其中一位總住院醫生傑瑞米・史瓦茲（Jeremy Schwartz）想起了某件事。這名病人的症狀聽起來就像是他曾讀過的一種疾病：名為「低血鉀周期性麻痺症」（hypokalemic periodic paralysis）的遺傳疾病。hypokalemic一字當中的hypo源自希臘文，意思是「低」，kalium則源自拉丁文，意思是「鉀離子」。當罹患這種疾病時，患者會經歷由低血鉀所引發的短暫嚴重無力。然而此類患者和這名男子之間有一個很大的差異，就是這種疾病通常初見於青少年時期，而這名男子首次發作的年紀比一般要老太多了。該疾病會不會存在著某種型態是經由後天患得，而非先天遺傳？此外，該疾病會不會和這名男子的其他狀況有關，例如甲狀腺激素或血糖偏高？

塞繆斯正坐在會議室裡的電腦旁。他點進了一個醫療資訊參考網站，在裡面鍵入「低血鉀周期性麻痺症」與「甲狀腺機能亢進」。當他一按下搜尋後，一頁接一頁的資訊跑了出來，上面盡是與「甲狀腺毒性週期性麻痺症」相關的文章。

當罹患低血鉀周期性麻痺症這種遺傳疾病時，年輕男性（佔大宗）生來就具有能吸收鉀離子的細胞，會在吃了高碳水化合物的一餐後、做完運動後、從睡夢中醒來時，或是壓力很大時，將鉀離子吸收殆盡。此類遺傳疾病患者能藉由服藥增加血鉀濃度，以及透過低碳水化合物飲食的攝取，降低麻痺症狀發作的風險。

這名男子雖然並未罹患這種遺傳疾病，但他的甲狀腺激素過多，導致他的身體表現出他有這種病的樣子。當高濃度甲狀腺激素加上高濃度血糖、高碳水化合物飲食或高壓的情況，細胞有可能會納入太多的鉀離子，以致細胞外沒有足夠的鉀離子來維持肌肉的運作。這名病人具備了上述的所有條件。血檢早已顯示他的甲狀腺激素分泌過多，而當他抵達醫院時，血糖值也非常高。他正承受相當大的壓力，因為他的大兒子在住院。此外，他都是靠醫院販賣機裡的高碳水化合物食物來填飽肚子。

儘管如此，甲狀腺機能亢進很常見，高血糖很常見，高碳水化合物飲食和壓力處處可見，不過這種周期性麻痺症卻很罕見。目前的醫界看法是這些病人同時具備某種基因異常，使他們在發展出甲狀腺機能亢進的情況下，很容易也發展出周期性麻痺症。

這名病人以口服的方式補充低劑量的鉀離子後，他的血鉀和力氣逐漸恢復正常。他也開始服用抗甲狀腺藥物，以緩和疼痛和無力的情況。

我之所以知道這名病人的事，是因為我是他的家庭醫生。我最後一次見到他是在這次病情發作的兩年前，當時他因為心口灼熱而預約門診。我針對此一症狀開給他治療藥物，但我也注意到他有心跳急促和顫抖症的問題，因此懷疑他患有甲狀腺機能亢進。我開給他一張化驗單，要他去檢查甲狀腺激素，結果他一直都沒去。當時我也沒有建立病人追蹤系統，以確保他們去做了我所指定的檢查。不過現在我有這樣的系統了。

當我在他出院後再次見到他時，我問他為何一直都沒去做血檢。他看起來有點尷尬，但他的回答很直接了當：他向我抱怨心口灼熱的症狀，而我開的藥解決了他的問題。對他來說，擔心是否有甲狀腺機能亢進似乎不是那麼重要。他不在乎他從沒聽過的身體部位，也不在乎那個身體部位可能會引發某種他感覺不到的疾病。

而這一切在他失去力氣後徹底改變。他告訴我，就這麼突然間，他完全喪失了照顧他兒子的能力。

「如果我不在身邊，他們將無人能依靠，」他對我說。於是現在他定期服用抗甲狀腺藥物，也會在需要時去抽血檢查他的病況。

「我這麼做並不是為了自己，」他說。「我必須要照顧好自己，才能照顧好我的孩子。」

害怕跌倒

「那些見過我的醫生都幫不了我了，你能幫我什麼？」這名女子質問。她因沮喪而皺著臉，聲音則透露出惱怒。不合嘴的假牙令她說話時含糊不清。「我虛弱到走不動，也累到幾乎不想管了，」她補充說道，音量壓低就像是在喃喃自語。畢拉・阿邁德（Bilal Ahmed）醫生同情地點了點頭。他從前一晚協助她住進紐約羅徹斯特（Rochester）高地醫院（Highland Hospital）的住院醫生那裡，聽說了她那難以解釋的衰弱症狀。

數年前她開始變得「走路像個醉漢，」她告訴這位身形修長的中年醫生。她的腿虛弱無力，腳則是失去了知覺。她唯一能在這兩個部位感覺到的，就是如針扎一般的發麻刺痛感，彷彿她的腳已陷入了沉睡，永遠不會再醒來。幾個月前她開始變得容易跌倒。有一次跌得特別嚴重，導致她的腳踝斷了。後來腳踝的狀況好轉，她卻克服不了心理障礙。如今她總是以輪椅代步。

她的內科醫生將她轉介給一名神經科醫生後，對方送她到醫院去做磁振檢查。結束後她變得過於虛弱，醫生們無法就此讓她回家，於是她住進了醫院。現在她在這裡，期望能得到一個答案。

當阿邁德得知她只有六十四歲時，他感到很驚訝。她的臉上滿是深刻的皺紋，雙眼浮腫且因疲累而顯得無神。她的深色長髮之間夾雜了許多白髮。肩膀和手臂的力氣正常，但雙腿軟弱無力；她能將腿抬離床面，然而當醫生測試腿力時，就無法持續抬起了。她的腳到膝蓋喪失了大部分的冷熱感受能力，被人輕觸時甚至也感覺不到。當這名醫生協助她站起時，儘管她的腿有足夠的力氣能支撐她，但醫生放手時她卻無法站穩，搖搖晃晃的看起來很危險。在她跌倒前，醫生趕緊將她扶回床上。

她有糖尿病和高血壓，也曾因為白血球數量低到危險而去見血液科醫生，但還是不清楚原因。不過這些都無法解釋她為何會站不穩。雖然她的雙腿無力，但阿邁德認為導致她無法行走的主要原因是平衡出了問題。平衡是神經系統的其中一項功能。雖然糖尿病有可能會損害腿和腳的神經，但很少會造成這種程度的殘疾。

某些脊髓損傷有可能會引發這種失去知覺和協調的情況。保護脊柱的椎管是否因為他的骨骼過度生長而變得更加狹窄？隨著年紀漸長，那種對神經造成壓迫的現象也會變得相對常見。擴散迅速的腫瘤有時會製造蛋白質攻擊神經細胞，而癌症也有可能是造成她白血球數量偏低的原因。這兩種症狀會不會有關聯？缺乏維生素B12有可能會影響到神經系統和白血球的製造，而這種情形對超過六十歲的人來說也很常見。這名病人記得她在症狀開始發作前，曾被蚊子叮過。所以這有可能是西尼羅病毒嗎？這種病毒經常會攻擊脊髓造成病人虛弱無力，而且症狀有可能會永久持續下去。

阿邁德迅速擬定出對策。血檢會透露出她是否曾接觸到西尼羅病毒，或者她是否欠缺維生素B12。他也會針對某種會影響血液和骨骼的血癌，對她進行檢驗。磁振檢查能告訴他是否有脊髓損傷的情形，或者她是否罹患了癌症。

在完成他的筆記後，阿邁德到放射科部門去查看這名病人的上半身與脊椎磁振檢查，結果一切正常：胸部、腹部和骨盆都沒有出現癌症的徵兆，也沒有任何脊髓損傷的跡象。

隔天早上，血檢結果陸續出爐。維生素B12的數值正常，她也從未接觸到西尼羅病毒，更沒有證據顯示她得了任何一種血癌。阿邁德注意到神經科醫生在送病人去做磁振檢查前，安排了某些血檢項目。而據阿邁德所述，那些項目他完全不會想到要去做。其中兩項的結果明顯異常：她的體內系統裡幾乎沒有銅這個元素；而她的鋅濃度則超過了上限，比正常值還要多出一倍以上。阿邁德感到很詫異。這些礦物質的異常現象有可能是造成症狀的原因嗎？他連忙到電腦前查詢資料。

人體內必須要有微量的銅，才能使數種重要的細胞功能得以正常運作。少了銅離子，脊髓內的神經細胞就無法將外界的資訊提供給大腦，最後神經細胞就會死去。銅缺乏也可能會導致白血球數量降低，不過這種情形很罕見，主要原因是我們只需要極少量的銅，而食物中所含的銅又十分充裕。所以這名女子的銅攝取量為何會不足呢？在瀏覽了幾頁資訊後，他很快就找到答案了。問題就出在她體內的鋅濃度相當高。儘管鋅也是維持細胞正常運作的必要元素，但太多的話會導致身體開始將銅排出。換句話說，她的銅之所以太少，就是因為她的鋅太多了。好，那為什麼她的鋅會太多呢？

阿邁德帶著一些答案和幾個問題，回到了這名病人的房裡。他向她解釋，她的虛弱無力和失去平衡很可能是銅缺乏所致，因此在接下來的幾周，她會需要服用銅補充劑。不過她的體內同時也存在了太多的鋅，而他們必須要查出原因。她是否曾服用鋅補充劑，或是曾用鋅治療感冒？沒有，她告訴他，從未這麼做過。她曾在數間工廠工作，但那已經是至少二十年前的事了。受汙染的井水有可能含有高濃度的鋅，但她都用自來水。所以她體內的鋅到底是從哪來的？

在床頭櫃上，阿邁德注意到有一條只剩一半的假牙黏著劑。他將這條黏著劑拿了起來。這類產品有些不是含有鋅嗎？

「不要碰那個！」這名病人突然生氣大吼。「那是我唯一的慰藉。有了那個我才能吃東西，結果現在你竟然要把它給拿走？不行。把它放下。」她的臉明顯表現出恐懼和沮喪。

阿邁德早已注意到，即使她用了黏著劑，假牙還是不合嘴，而這是很常見的問題。顎骨在牙齒被移除後會向後縮，因此假牙通常每隔幾年就需要更換，以維持好的密合度。阿邁德問她平常會使用多少黏著劑。噢，非常多，她對他說。她大約每天會用掉一條，一周可能會用到五或六條。

那就是原因了。若依照指示使用，一條黏著劑應該能用一個月以上。這名女子的假牙不夠密合，因此她需要的用量比建議的還多，而且是多出非常多，才能將假牙固定住。她這麼做已經好多年了。

最近我和這名病人聊過。自從阿邁德找出問題癥結後，已經隔了一年半了。在她還無法負擔新假牙的期間，她開始改用另一種不含鋅的假牙黏著劑。她的血球計數回到了正常值，而她也覺得好多了。住院前的那種擾人疲累感已不再出現了，但她還是需要許多協助，才有辦法行走。儘管她持續去做物理治療，但她的神經損傷有可能是永久性的。

阿邁德因這位病人的小小進展而受到鼓舞，但也提到他擔心或許還有人正遭遇相同的折磨。「目前只有三篇公開發表的研究報告，是和這種假牙黏著劑的毒性有關，」他說。「這表示這種情況很罕見嗎？亦或只是很少被診斷出來？我只知道，現在我會針對這點進行確認，而以前我並沒有這麼做。」

難以忍受的虛弱

當醫生走進病房時，這名白髮男子從他正在閱讀的報紙底下探出頭來。他有一雙明亮的藍眼睛，臉上流露出溫暖但不太自然的微笑。「抱歉我無法站起來，」在醫生向他自我介紹後，他禮貌地回應。「我的腿沒有力氣。」梅瑟蒂塔斯・維拉紐瓦（Merceditas Vilanueva）是一名感染科醫生，她對這名病人回以微笑後，便請他開始敘述自己雙腿無力的情況。

這名病人七十七歲，過去從沒生過病，直到前一周，也就是從七月四日起。那天剛好是他妻子的生日，他的小孩和孫子孫女都來到他家，打算在泳池邊度過一天。當天傍晚，這名病人試著起身為家人準備晚餐。「在我家大多是由我負責煮菜，尤其是假日的時候，」他說話時帶著些微的口音。「我是匈牙利人，我很喜歡煮家鄉菜。」但那天傍晚，他驚訝地發現自己要從椅子上起來，竟異常地困難。他掙扎著站起身來，不理會趕來幫他的兒子們，自己慢慢地走向廚房。結果那天晚上他還是無法煮菜，在那之後的所有夜晚也都是如此。到了那一周要結束時，他已經完全失去力氣了。「我甚至無法踏出一步，」他說。「我覺得很無助。」他的臉上再次掛起那歪斜的微笑。「我老婆堅持要我來醫院。」

在這段期間，他的右膝、雙腳和左邊手肘也出現了疼痛和腫脹的情形。不過這名病人表示，關節痛對他而言並不是新鮮事。虛弱無力才是過去從未發生的狀況，令他有點擔心。

這名病人不抽菸，通常會在晚餐時喝上一兩杯葡萄酒。他唯一的醫療問題是高血壓，不過在每日服藥的情況下控制良好。

在急診室裡，他一度燒到一〇二度（約攝氏三十八・九度）。他的右膝又紅又熱，而且明顯腫脹，摸起來軟軟的就像一顆水球。他的右腳、左腳大拇指和左邊手肘也有發炎的情況。他的手臂和肩膀力量正常，但雙腿無力到他幾乎無法抬離床面。

神經科醫生經諮詢後提供了看法：雙腿失去力氣代表問題不是出在大腦（左右腦分別掌管不同的功能），而是出在脊椎或腿部神經。為了分辨這兩種可能，醫生針對神經系統的另一個面向進行了檢測，那就是「知覺」。

他用一支探針輕輕碰觸病人的左右腿，從腳趾往大腿的方向移動。每碰一下，這名病人都會向他表示，自己確實能感覺到左右腿相同程度的輕微刺痛，然而是很勉強才能感覺得到。這名神經科醫生將探針向上移動到腹部，才剛過肚臍，這名病人突然就感覺到明顯的刺痛。神經學最美妙也最能帶來樂趣之處，就是訓練有素的醫生通常能在龐大複雜的神經系統內，精準地標示出問題的所在位置。準確找到病人知覺從遲鈍轉為敏銳的那個位置，使神經科醫生得以知道：一、病人的損傷與脊髓有關；二、損傷處位於脊椎的哪個部位。

磁振檢查證實了這名醫生的臆測：在接近肋骨架下緣的脊柱內，有個原本應該發亮的區塊暗了下來。這意味著在脊柱內部和包覆著脊髓的硬脊膜外部，有個名為「硬脊膜外腔」的區域出現了積液，因而壓迫到脊髓，導致病人虛弱無力並喪失知覺。

造成這種積液最常見原因是膿瘡感染。若未治療，硬脊膜膿瘡有可能會發展快速，導致病人全身無力甚至死亡，不過後者極為罕見。於是，醫生以強效抗生素輸液為他治療，並聯絡了維拉紐瓦。

在聽了這名病人的故事後，維拉紐瓦為他進行體檢。他依然沒發燒，膝蓋也仍舊腫脹疼痛。但除了這些，維拉紐瓦還注意到某件事；這件事有可能是在之前無人察覺，也有可能是未受到重視而無人提及：除了左邊手肘紅腫外，病人的手肘關節上也長了數個又大又硬且形狀不規則的瘤，因而嚴重變形。她立刻認出這些是痛風石，也就是造成嚴重痛風的尿酸結晶。痛風在過去曾一度被稱為「王者之病」，因為這種疾病和王公貴族經常享用的美酒佳餚有關。痛風是人體內的代謝廢物不斷累積所致，而這些廢物會斷斷續續在關節處形成結晶，進而引發該疾病特有的疼痛、腫脹和發炎症狀。儘管痛風很常見，但近來像這名病人手肘上如此明顯的結晶沉積，卻是一項很不尋常的發現。目前市面上已經有很有效的藥物，能用來預防發炎復發和結晶沉澱所形成的堅硬怪瘤。這名病人看來應該是有嚴重的痛風，維拉紐瓦沉思著。那有可能是他關節痛的原因，但虛弱無力又是什麼造成的呢？如果說那也是痛風所致，似乎有點牽強。她從沒聽過痛風會轉移到脊椎內部積液形成的位置。

醫療團隊擔心疼痛和虛弱有可能是由感染所引起，而維拉紐瓦也同意那樣的診斷有其合理之處。硬脊膜膿瘡之所以會產生，通常是因為發生在身體其他部位的感染（此一病例中的關節）經由血流擴散到脊椎。然而，病人在入院當天所做的血液培養並未生長出任何細菌。此外，在經驗豐富的維拉紐瓦眼中，這名病人似乎沒有病得那麼嚴重，不像是有大範圍感染的情況發生。

痛風的表現方式和感染極為相似。發燒、關節紅熱和白血球數量上升也都是痛風發作時的特徵。所以這到底是感染還是痛風？亦或兩者同時發生？

維拉紐瓦需要查明病人膝蓋內的液體是否含有細菌。如果有，那裡的細菌有可能已經擴散到脊椎。最終的實驗室報告顯示該處並無細菌，只有痛風的針狀結晶。於是這名病人開始接受抗痛風治療。

脊椎內的積液會不會也是痛風所造成的呢？有可能嗎？維拉紐瓦在她的電腦前坐下，開始搜尋相關的醫學文獻。最後她找到了兩個有關於痛風侵入脊柱的病例報告，證明這種情況雖然罕見，但還是有可能發生。不過在停掉這名病人的抗生素前，她必須要證明他的痛風確實擴散到了脊椎。

在過去的年代裡，醫生可能會很樂意直接針對感染和痛風進行治療。這名病人在接受這種雙重治療後，狀況相當良好：他不再發燒，虛弱的症狀也獲得了解除。雖然仍需協助，但他甚至也能夠行走了。然而儘管如此，維拉紐瓦還是不願在非必要的情況下，讓病人服用長達六周的抗生素。這些藥物的過量使用是造就出「超級細菌」的罪魁禍首，原因是這麼做會導致細菌產生抗藥性。不，這名病人需要明確的診斷；她需要知道他脊椎內的積液中有什麼東西。

隔天，一位放射科醫生謹慎地將長針插入病人脊椎內的少量積液裡，抽出了數c.c.的帶血液體。在顯微鏡底下，診斷終於得以確立：液體內含有結晶，但沒有細菌。

最近我去拜訪了這位病人。原來他從未告訴醫生他的痛風不斷復發，也因此從未使用藥物治療。在沒吃藥的情況下，痛風發作的情況一次比一次惡化，最後擴散到了脊椎。於是乎，他的痛風嚴重到彷彿回到了舊時代無藥可醫的窘境。而就和古代的那些君王一樣，他也差點因痛風而落得跛足的下場。如今他已返家數周，走起路來仍舊緩慢，但每天都在進步。他還沒開始下廚，但他打算不久後就要重拾鍋鏟。他已經迫不及待了。

漫長的過程

「我想我的死期應該到了，」當妻子開車載他從休士頓西南部的醫生辦公室離開時，這名五十歲的男子低聲說道。「不，」他的妻子嚴厲地說。「我絕不接受。我們要向別的醫生徵詢意見。」這名病人是一位軟體工程師，也是兩個十幾歲少女的父親。在歷經了十四個月病情的急速惡化後，原本健壯的他瘦成了現在這副皮包骨的樣子，必須要靠助行器才能從車子走到家門口。對他來說，生命似乎已走到了盡頭。

兩個夏天前的他還很健康。等到了秋天，他發現他和自己的黃金獵犬在晨間健走的時間逐漸縮短。他的三十分鐘路線逐漸減少為二十分鐘、十分鐘，甚至更短。他的腳變得和磚塊一樣冰冷、沉重且毫無感覺。走到公園的簡單路程或是上樓到他們的臥室，都讓他覺得像是在健身一般。

一開始，他去看了他的家庭醫生。他沒有發燒或發冷。儘管體重掉了，但他的胃口還是很好。睡眠也沒有問題。體檢結果看起來很正常，直到醫生用橡膠槌輕敲他的膝蓋前側，才發現異狀：他什麼反應都沒有，沒有出現任何膝反射動作。醫生又試了一次，還是沒反應。他輕敲這名病人腳踝後側的肌腱和前臂的韌帶，卻無法觸發完整反射動作的正常抽搐。

他的醫生不確定是哪裡出了問題，但很替他擔心。他將這位病人轉給一位神經科醫生做進一步評估。在檢查的過程中，那位醫生注意到這名男子的髖部和腿部肌肉明顯無力，肩膀和手臂也不如正常情況般強壯，而且不管是哪個部位，都沒有反射能力。這名神經科醫生檢視了之前家庭醫生所取得的血檢結果：他的肌肉沒問題，腎上腺沒問題，也沒有任何貧血、感染或發炎的徵象。

反射能力的喪失意味著這名男子的虛弱很可能是由神經所致，而不是肌肉。這位神經科醫生進行了一項神經傳導檢查：過程中，嵌入肌肉內的細小電極針能測量肌肉活動時，神經纖維傳送到大腦的電脈衝。根據這項檢查所示，在病人感到虛弱的部位內，神經組織中的神經細絲有受損的情形，傳導速度也變得緩慢。腰椎穿刺顯示出腦脊髓液中的蛋白質濃度偏高，暗示著這名病人可能有某種自體免疫神經病變，也就是神經因劣質抗體而受損。這名醫生認為病人極有可能罹患了格林—巴利症候群（Guillain-Barré syndrome，簡稱GBS），或是它的表親：慢性脫髓鞘多發性神經病變（chronic inflammatory demyelinating polyneuropathy，簡稱CIDP）。

醫生最初以血漿分離術替他進行治療。這是一種從循環中移除抗體的技術，能用來治療GBS和CIDP。結果治療發揮了作用。最初的系列療程結束後，在接下來的幾周內，這名男子覺得自己變強壯了。對於自己恢復了約七成的正常體力，他感到很興奮。然而這樣的情況並沒有維持下去。在最終療程結束的兩個月後，他又開始惡化了。他逐漸失去了平衡感，在跌倒了幾次後，只得開始使用枴杖。醫生改以靜脈注射用免疫球蛋白（intravenous gamma globulin，簡稱IVIG）為他治療，也就是將他人的抗體大量挹注到他的免疫系統內。儘管這或許有點幫助，但他還是持續變得虛弱。光靠枴杖已經不夠用了，外出時他甚至必須要坐輪椅才行。

由於這名病人對治療的反應不如預期的好，神經科醫生開始尋找其他導致他嚴重無力的可能原因。

這會不會是愛滋病？狼瘡？還是一種與白血球細胞相關的罕見癌症，名為「POEMS症候群」？他送了更多的血液檢體去化驗，並掃描了他的骨骼，但是都沒有得到任何新發現。影像顯示這名病人的大腦或脊椎都沒有發生病變，因此不會是造成他虛弱無力的原因。於是他將治療方法改回到血漿分離術，並送病人去做物理治療。結果他的狀況持續惡化，雙手越來越不靈活，以致進食變得困難。他的體重也不斷往下掉，一開始比二一〇磅（約九十五公斤）稍微多一點，經過了那一整年的治療後，已經降到了一五〇磅（約六十八公斤）。

在與這場疾病對抗的煎熬過程中，這名男子的妻子試著將她身為律師的研究與問題解決技巧，活用在她丈夫身上。她記得這名神經科醫生曾提到他可能得了POEMS症候群，但後來又排除掉那項診斷的可能性。POEMS是縮寫，代表的是抗體過剩所引起的五種症狀，分別為多發性神經病變（polyneuropathy，指身體不同部位疼痛虛弱且失去知覺）、器官腫大（organomegaly）、內分泌異常（endocrinopathy）、單株漿細胞增生（monoclonal plasma cell proliferation，指製造抗體的細胞數量太多），以及皮膚變化（skin changes）。

在讀到POEMS症候群的相關資訊時，她發現那些病人的病例報告聽起來和她丈夫的狀況極為相似。他至少出現了其中兩種症狀（多發性神經病變和單株漿細胞增生）。她向神經科醫生暗示，也許她丈夫得到的就是POEMS症候群。不太可能，他說。這種病相當罕見，而且她丈夫並未完全符合診斷條件。此外，一開始令他聯想到POEMS的抗體增生症狀，在高達一成的CIDP患者身上同樣也會出現。他向她引述了一段警語，這些話很適合用來提醒所有懷疑自己看到「斑馬」的人：就發生的機率而言，常見疾病的罕見表現比罕見疾病的常見表現要高出太多了。

也就是在那個當下，這名病人的妻子決定他們需要徵詢第二意見，並和休士頓德州大學的神經科醫生卡齊姆・謝赫（Kazim Sheikh）預約了門診時間。第一位神經科醫生也鼓勵他們去找新的醫生，因為如果這名病人並未罹患CIDP，那他實在不清楚他得的會是什麼病。

數周後，她帶著她的丈夫去見謝赫醫生。他聽了這名病人和他妻子敘述他們如地獄般的一年後，在甚至還未替病人檢查前，他就做出了初步診斷：「我認為你得的是癌症。我不確定是哪種，但我認為你應該要去安德森癌症中心（MD Anderson Cancer Center）做檢查。」她提到了自己認為丈夫可能罹患POEMS症候群。有可能，他同意了她的看法。不過還有其他的可能也有待釐清。他安排了正子斷層掃描，以尋找骨頭上的病灶。在罹患POEMS的情況下，患者通常會發展出腫瘤，而這些腫瘤是由製造抗體的細胞所組成的。正子斷層掃描能用來偵測細胞的活性；由於惡性腫瘤不斷在製造異常細胞，因此在這種掃描成像上會發亮。結果，就在他的髖骨上，出現了一個小小的熱點：那是一個腫瘤，小到在先前的掃描檢查中未經察覺。

這名病人被轉到安德森癌症中心，並且在那裡終於確立了POEMS的診斷。初步治療的成效不彰，幹細胞轉移是他最後的機會了。這是一種截然不同的治療方法，作法是將能夠分化成紅血球和白血球的幹細胞樣本儲存下來後，再讓病人接受化療，以殺死剩下所有的癌細胞。只有這麼做，才能將這些造血幹細胞重新植入嶄新且乾淨的骨髓裡。治療後的長期緩解率良好，一年後為百分之九十八，五年後則為百分之七十五。

儘管如此，此刻這名病人的醫生們仍擔心他太虛弱，無法撐過移植手術和化療。他的妻子堅持醫生們應該讓他承擔治療風險，而不是什麼都不做地等死。負責移植的腫瘤科醫生穆札夫法爾・卡齊巴什（Muzaffar Qazilbash）聯想到史蒂芬・霍金（Stephen Hawking）——那位把六英尺高的骨架塞進輪椅內、體重縮水到只稍微超過一百磅的知名物理學家，於是他重新評估這名病人的狀態、考量他能否熬過療程後，同意了他妻子的要求。

這名病人撐過了移植手術和後續的種種併發症。緩慢地，一步一步地，他逐漸恢復了。從移植手術到現在只過了四年多，他就已經不再需要枴杖，也開始健走了。如今他又能載他的女兒們去參加課後活動，也重新開始從事全職的工作。

他知道自己是個極其幸運的人，不但有醫療保險、撐過了疾病與治療，更有一位對他始終不離不棄的妻子。

日漸衰弱

「你知道嗎？他並不是一直都像這個樣子，」這名女子說。原本朝向兒子的她轉過頭來，起身面對醫生。她有一張黝黑誠懇的臉。「他原本是個很正常的孩子。」她的兒子至今仍受困在輪椅上。喬爾・埃倫克朗茲（Joel Ehrenkranz）醫生用他那專注的深色眼睛看著輪椅上這位一動也不動的乘客。他的瘦長雙腿收攏緊貼著椅子，下巴靠在胸前，彷彿脖子過於無力，令他無法抬起頭來。隆起的粉紅色疤痕劃過他的頭皮，顯然是很久以前的手術所留下的證據。他的臉消瘦憔悴，雙眼渙散無神，顏色黯淡的單薄瀏海勉強蓋住了他的耳朵。

十三歲時，他發現自己長了腦瘤。在熬過手術和感染後，他逐漸好轉，並在物理治療的幫助下，重新學會走路，最後終於重返校園，找回了自己的朋友和生活。後來他動了更多手術，緊接著做了放射治療，而他的健康卻開始崩壞。「事隔二十五年了，」他的母親說。「如今他只是個幽靈，不再是從前的那個他了。」這名病人四十三歲，已經超過五年沒有行走過了，這十年間也幾乎沒開口說過話。「起初我們還以為他會完全康復，沒想到卻一直惡化。」這些年來，不論是外科、神經科或內分泌科，他看過的醫生不計其數。某位醫生曾讓他開始服用類固醇，他的狀況因此好轉了一陣子。甲狀腺激素也有幫助。然而任何一種治療都沒能阻止他的健康逐漸衰退，甚至也無法解釋背後的原因。

然後，就在一年多前，他的母親帶他到社區醫院進行腿部手術。多年的不良於行使他的肌肉和肌腱變短收縮，而這場手術的目的就是要改善這個問題，使他變得更舒適靈活。「然而手術後，他的狀況真的跌到了谷底，」他的母親表示。幾天後，他開始吃什麼吐什麼。只要一觸碰到他，似乎都會令他疼痛不已。「他不知道今天是星期幾，也不知道自己在哪裡。我甚至不確定他知不知道我是誰。就算你把一支正在響的電話放在他腿上，他也不會有任何反應。」她懷疑自己的兒子是不是走到了生命的盡頭。

她告訴埃倫克朗茲，在手術結束的兩個月後，她帶兒子回去見家庭醫生大衛・薛爾伍德（David Sherwood）。在他們所居住的科羅拉多小鎮上，只有三位醫師負責照顧所有居民，而薛爾伍德正是其中的一位。他已經認識和照顧這對母子多年了，因此，當他看到這名病人在手術後的改變時，他相當驚訝。「我見過他好幾次，」薛爾伍德向我敘述，「他看起來一直都差不多，儘管疲憊虛弱，但意識還是相當清醒。你能感覺到即使他無法表達自己，但還是能理解你的意思。他經歷了難熬的腦部手術和其他治療，我想就是因為這樣，他才變成了後來的模樣。不過在這次相對來說較小的手術後，他的樣子就像是失去了所有的生命力。我的直覺是我一定漏掉了某些線索。」這名病人已經看過當地的專科醫生了，因此薛爾伍德不太想再把他送回去，而是建議他們開車橫跨科羅拉多州，去找一位他最近注意到的內分泌科醫生，也就是埃倫克朗茲。

在敘述完這些經歷後，這名病人的母親滿懷期待地看著這位她大老遠跑來求見的醫生。在她訴說這漫長又複雜的故事時，埃倫克朗茲一句話都沒說。偶爾他會稍微看一下她在這些年的苦難中所累積的大量醫療記錄，不過大多數時間，他都一直看著她的兒子。

最後，埃倫克朗茲把手伸進一個舊式的黑色醫療袋裡，拿出了他的聽診器。他輕輕地將血壓計袖套纏繞於病人瘦弱的手臂上。他的血壓非常低，只有九〇╱七〇。一般像他這樣四十幾歲的人血壓大概是一二〇╱八〇。「那是一個線索，」埃倫克朗茲回憶道。「他動過的所有腫瘤和腦部手術，都不會影響他的血壓。」他的臉上或身上幾乎沒有任何毛髮。最近那次腿部手術在鼠蹊部留下的傷口，癒合狀態也很好，沒有出現任何紅腫。

埃倫克朗茲聚焦於最顯著的檢查發現：低血壓。感染是造成這種症狀的最常見原因。這名病人看起來並沒有病得很重，不像是有嚴重感染。但他是否有可能在手術現場受到感染呢？像膿瘡這種被皮膚封住的感染，也有可能導致病情不知不覺地加劇。然而，當埃倫克朗茲碰觸他的手術傷痕時，這名病人並未顯露出任何疼痛的反應。埃倫克朗茲也感覺不到任何因濃汁而形成的隆起或腫塊。低血壓也可能是由心跳不正常所致，但體檢結果暗示他的心臟大小正常，醫生聽診時，也未發現任何因瓣膜缺陷而產生的心雜音。

儘管感染和心臟疾病都是可能的原因，但沒有一項完全符合條件。埃倫克朗茲繼續觀察這名病人。「這就像是在解一道數學題目，」他告訴我。「只要持續觀察再觀察，就會出現曙光。」萬一這名病人在手術後經歷生理危機，是因為他缺乏某種重要的荷爾蒙：皮質醇？他正在使用低劑量的類固醇激素，雖然這麼做或許有辦法維持他的生命，卻不足以幫他應付手術造成的壓力。壓力荷爾蒙不足有可能導致噁心、嘔吐和失去警覺，但也有可能是造成他緩慢惡化的原因嗎？如果他缺乏的不只是壓力荷爾蒙呢？他也有在服用甲狀腺激素。這兩種荷爾蒙都是由大腦底部名為「腦下垂體」的微小腺體所控制。腦下垂體在歷史上被稱為「主腺體」。此一複雜結構除了負責調節甲狀腺激素和壓力激素皮質醇外，也控制著生長激素和性激素的分泌，包括睪固酮。這名醫生的假設是病人的腦下垂體已被多年前的放射治療給破壞了，而儘管腫瘤和手術對他的大腦造成傷害，但接著發生的衰落情形卻不是由大腦所引起，而是因為腦下垂體的功能喪失。

埃倫克朗茲立刻知道自己是對的。他送這名病人到實驗室抽血，以證實他的懷疑沒錯，同時也因為有足夠的信心而展開了治療。他開了大量的類固醇激素給這名病人，以彌補他無法再自行製造的部分；另外也開了生長激素、甲狀腺激素和睪固酮補充劑的處方簽。兩天後，這名病人取得第一份壓力劑量❶的類固醇。隔天早上，這位母親去見她的兒子時，他抬起頭來看著她說：「嗨，媽媽，」然後露出了淺淺的微笑。自從動了腿部手術後，那是他第一次主動開口說話。埃倫克朗茲在隔周拿到了檢測報告，證實他的診斷正確，不過這名病人的母親早就知道了。「我不需要任何檢測來告訴我這位醫生是對的。」她說。「在開始使用這些激素的兩天後，我的兒子只靠扶手就能站起來了。自從那場手術後，他一直都沒辦法做到。」

那是十個月前的事了。如今他會說話、吃飯，也會鍛鍊身體。他增重了約四十磅，也留了鬍子。他會聽音樂、畫畫，說笑話，甚至還到戶外騎馬，完成了自己兒時的夢想。埃倫克朗茲戲稱他為《李伯大夢》❷中的主人翁李伯（Rip Van Winkle），剛從一場很長、很長的睡夢中醒來。他還是會使用輪椅，因為他的腿和身體在數十年的削弱下仍顯乏力。我在感恩節前才跟他聊過。他說他有很多要感謝的事。而他也堅信將來自己一定能再度行走。「那一天很快就會來臨，」他這麼對我說。

1 stress dose，指健康狀態欠佳時額外補充的劑量。

2 *Rip van Winkle*，十九世紀美國知名作家華盛頓・歐文（Washington Irving）所寫的短篇小說，內容描述名為「李伯」的荷蘭裔美國村民在卡茲奇山（the Catskills）睡著後，隔了二十年才醒來，結果發現村子已人事全非。

被遺漏的警訊

救護員衝過一道道門，推著擔架進到擁擠的急診室內。他們的對講機懸掛在肩上，如焦躁的鸚鵡般不斷傳出嘶嘶嘎嘎的聲音。分診護士引導他們直接進入某個房間，同時救護員大聲喊出他們已知的資訊。「六十四歲男子……有中風病史……描述自己有虛弱和腹痛的症狀。」他們通報他的心跳緩慢，血壓低到無法測量。監測器顯示他的心率為每分鐘二十次上下，然而正常值應該是超過六十次。貝恩德・威納（Bernd Woerner）醫生大步走進房間，迅速評估眼前的情況。「給我一安瓿的阿托品（atropine），」他厲聲喊道，要其他人把這種能加速心跳的注射劑拿來。

這名醫生盯著監測器的螢幕，上面持續出現平坦的黃線，只有偶爾才會被代表心跳的突波給打斷。慢慢地，這名病人的心率和血壓開始升高。

後來威納告訴我，這名病人在整個過程中始終保持意識清醒。他向病人解釋：「你的心跳太慢了。」心臟科醫生在大約一小時內會抵達，為他植入心律調節器；在那之前，阿托品能讓他的心率維持在較高的狀態。而在此同時，他們必須要開始調查他的心臟出了什麼問題。

我認識這位病人，因為我是他的內科醫生。自從去年他的中風發作後，我便持續為他看診。在那之前，他已經好幾十年沒看過醫生了。他來找我，是因為一次大中風導致他的右腿和右臂幾乎癱瘓、臉部扭曲，講話也變得含糊不清。儘管如此，他迷人的歪斜笑容和紳士舉止，還是令他成為我們辦公室最受歡迎的病人。他經常送我們禮物，像是糖果或他在北卡羅萊納州的家人寄來的胡桃。當時他恢復得不錯，因此，當我從急診室那裡聽說我的病人命在垂危時，我感到十分錯愕。急診室的醫生也不清楚為何會這樣。

在一如往常般混亂的急診室裡，威納強迫自己安靜地坐著，聆聽這名病人描述他的症狀。這名男子的說話方式很不自然，他刻意拉長音調，彷彿是用慢速播放：「我……走……不……動……。」症狀是從前一晚開始的。當時他覺得自己很虛弱，幾乎沒辦法動。胸口會痛嗎？威納打斷他。會不會喘不過氣？有發燒或發冷嗎？嘔吐呢？這名病人搖頭表示都沒有。他正在服用降血壓和膽固醇的藥。而自從中風後，他就再也沒有抽菸或喝酒了。在替他檢查時，威納不只觀察到中風對他所造成的影響，還多了一些發現。

他的心跳為何會如此緩慢？這位醫生思忖著。會不會是其中一種藥物服用過量？還是他曾經心臟病發，進而導致竇性心律不整？

部分答案在不到一小時後就揭曉了。實驗室打電話來通知檢測結果，表示病人的腎臟沒有在運作，而他的鉀離子（人體化學反應中不可或缺的元素，由腎臟負責調節）數值更是高到危險的程度。鉀離子控制著細胞對身體指令產生反應的敏銳度：太少時，細胞容易對任何刺激過度反應；太多時，身體運作就會變慢。於是，這名病人開始使用一種能將鉀離子排出體內系統的藥物，接著被轉到了加護病房接受監測。

如果鉀離子過高是由腎臟衰竭所致，那麼造成腎臟衰竭的原因又是什麼呢？派瑞・史密斯（Perry

Smith）是在加護病房待命的實習醫生，他在檢視病歷和替病人檢查時，不斷苦思這個問題。這不是服用過量所造成的。從這名病人的藥盒裡，可以看出藥丸的數量正確。血檢也證實他沒有心臟病發。史密斯想從驗尿報告中確認是否有任何線索，但不知為何沒人將病人的尿液送去化驗。他的腎臟是否已受損到無法產生尿液？釐清這點是很重要的事。於是史密斯請護士收集這名病人的尿液檢體。

她毫無收穫地回來了。這名病人無法排尿，她也未能順利替他插入留置導尿管（用來經由尿道置入膀胱以收集尿液的橡膠軟管）。會不會是有某個東西阻塞了尿道？一位泌尿科住院醫生最後終於成功將導尿管置入膀胱。尿液迅速湧了出來，將近有一加侖之多。在正常的情況下，膀胱只能儲存四分之一加命的尿液。這名泌尿科醫生看著史密斯說：「我想，現在我們知道他的腎臟為何沒在運作了。」

他的尿道塞住了，而且是被前列腺給塞住的。圍繞著尿道的前列腺通常會隨年紀而變得肥大；當這種情況發生時，有可能會壓迫到狹窄的尿道口，進而妨礙甚至阻塞住尿道，使尿液無法排出。等膀胱裝滿了排不出去的尿液後，壓力便會導致病人的腎臟停止運作。

阻塞的狀況排除後，才過了幾個小時，他的鉀離子就隨著腎臟恢復運作而開始下降了。四小時後，這名病人的心率已上升到超過六十次。到了隔天早上，他的腹痛（很可能是由他膨脹的膀胱所引起的）緩和了下來。等到三天後出院時，他的鉀離子和心率幾乎都已恢復到正常。他還是必須將導尿管留置於膀胱中，直到他的前列腺能被移除為止。

事發的第一天我不在城裡，只能用電話追蹤這名病人的進展。當我聽到是前列腺造成他心搏過緩、甚至差點奪走他的性命時，我感覺到胸口彷彿被人重擊了一下。這是我應該要發現的狀況，但我卻沒能做到。內科醫生的工作不外乎診斷、治療急性病，以及篩檢出額外的疾病並加以預防。我和我教導的住院醫生開玩笑時，常提到我們的責任是讓病人健健康康，還有把他們給趕出醫院。如果真是如此，那麼我徹底地失敗了。

疾病的篩檢包含兩個部分：通常會有體檢以及所謂的「系統回顧」（review of systems），後者是指用來追問出潛在疾病症狀的一系列問題。這名病人有高血壓、高膽固醇和中風的情形，因此除了有心臟病發和再次中風的風險外，也可能和許多年紀相仿的男性一樣有前列腺的問題。我早該在每次會面時詢問他是否有相關症狀，並為他做每年一次的直腸檢查，以評估前列腺的大小與罹癌的可能性。從他的病歷記錄大概可看出，我一直把注意力和檢查重點擺在他當前的問題，而忽略了他所面對的其他風險。

我曾問他是否有任何排尿困難，他說沒有。我不認為他在說謊；也許他真的沒有。我想，有可能是他以為自己在浴室裡遭遇的問題，純粹是中風又奪走他另一項能力而導致的後果❸。那場腦血管意外帶來了太多明顯且公開的損害，我猜想他大概覺得至少要把這項殘疾當成祕密吧。

而當他不承認自己遭遇任何困難時，我也很樂於將會面的重點放在控制血壓和膽固醇、在醫療問題上提供衛教、管理他的藥物，以及替他安排交通和復健中心。其他的所有問題我都將它們視為長期目標，打算等這些急迫的短期需求獲得解決後再來處理。這樣的作法旁人或許可以理解，但卻差點要了他的命。醫療實踐講求平衡，必須在立即和長期的利益間權衡輕重。這名病人是一個血淋淋的例子，用來提醒著我：一旦失去了平衡，會發生什麼樣的後果。

我沒有去醫院探視我的病人。通常我會這麼做，但這次我擔心他會生我的氣，就像我生自己的氣一樣。一直等到隔周，我才和他見面。「我真的很抱歉，」我劈頭就對他說。他向我露出一如往常的迷人微笑，然後緊握住我的手。「沒關係，」他說。他說起話來仍含糊不清，但已經恢復到正常的速度了。他把手伸進口袋裡，掏出幾顆北卡羅萊納州的胡桃要送我。我感激地收下了他的禮物。或許我還是能被原諒。

3 依照病史敘述，此為神經性膀胱症狀，此病人應該是中風後對於膀胱脹大完全沒有知覺。（姜冠宇醫生）

感謝

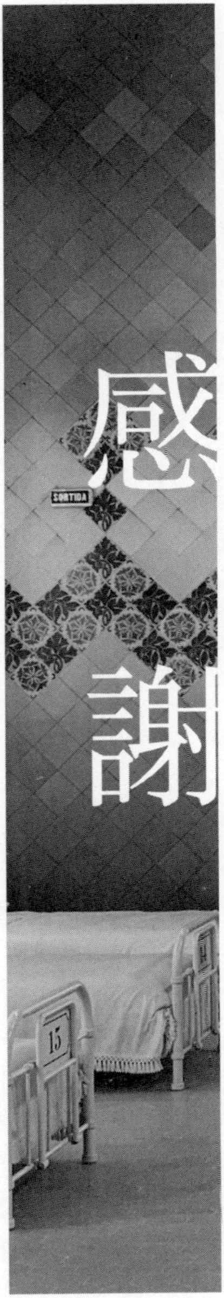

這本書基本上是源自《紐約時報雜誌》所刊載的內容，之所以誕生，是因為當我還是受訓醫生時，編輯保羅・塔夫（Paul Tough）問了一個問題：醫生能寫什麼？這些專欄文章是醫生每天都會遭遇的故事。我對保羅和當時的總編輯傑瑞・馬佐拉帝（Gerry Marzorati）充滿了感激，因為他們相信這些故事值得被傳誦。我也很感謝丹・札勒維斯基（Dan Zalewski）說服了我，使我相信自己能成為負責傳誦故事的醫生。感謝許多位編輯把這些專欄文章雕琢得更好。也非常感謝喬爾・洛維爾（Joel Lovell）、凱薩琳・聖路易（Catherine Saint Louis）以及凱薩琳・波頓（Katherine Bouton）。伊蓮娜・席佛曼（Ilena Silverman）被我糾纏了超過十年；多虧了她的智慧與好奇心，使這些故事得以聚焦於它們理應關注的重點：病人本身、診斷過程以及疾病本身。我要感謝傑克・席維斯坦（Jake Silverstein）為這本雜誌描繪出願景，並且願意接納我成為其中的一員。另外，對於在實踐過程中擔任要角的瑪莉・席維斯坦（Mary Silverstein），我也要致上無限的謝意。

若是沒有我在耶魯的友人和同事給予協助和支持，這個專欄不可能撐得下去。勞夫・霍洛維茲（Ralph Horwitz），謝謝你在初期就願意大力支持我。也謝謝蓋瑞・德瑟（Gary Desir）和派翠克・歐康納（Patrick O'Connor），因他們相信即便是在談論複雜且不總是理性的診斷過程，醫生的意見仍屬於公共論述的一環。對於每一位我有幸共事的傑出醫生，謝謝你們給我的啟發與支持：文森・奎格利亞雷羅（Vincent Quagliarello）、馬喬里・羅森索爾（Marjory Rosenthal）、蘭迪・哈特・艾普斯坦（Randi Hutter Epstein），以及特別要感謝的安娜・瑞斯曼（Anna Reisman）。也謝謝每一天在醫學上給予我教誨的醫生：約翰・莫里亞提（John Moriarty）、史帝夫・霍特（Steve Huot）、茱莉・羅森巴姆（Julie

Rosenbaum）、唐娜・溫帝許（Donna Windish）、奧古斯特・福汀（Auguste Fortin）、翠西・拉賓（Tracy Rabin），喬・羅斯（Joe Ross）、凱瑞・葛羅斯（Gary Gross），以及其他在耶魯的國際醫療教職員。對於所有在診所和病房內與我共事的一流住院醫生與醫學生，我由衷感謝；謝謝你們的提問，使我不忘思考與學習。感謝安德烈・索菲爾（Andre Sofair）、湯姆・達菲（Tom Duffy）和大衛・波德爾（David Podell）持續教導我關於診斷過程的一切。另外，我也要向許許多多為專欄貢獻自身經驗的醫生致意；謝謝你們重新審視自己的想法和筆記，使他人有機會一窺診斷的複雜性，以及導向正確診斷的過程（偶爾也會有犯錯的實例）。每一天我都能從你們身上學到東西。

產出一本書的過程困難重重，而且著實比我預期的要辛苦許多。若是少了我的友人兼經紀人蓋兒・羅斯（Gail Toss）的付出與堅持，這本書一定不可能順利出版。早在我執筆寫下一字一句前，她就已經對我充滿信心了。而她定期寄來的簡短電子郵件，是我腦海中的計畫得以付諸紙本的原因。我很感謝亞曼達・庫克（Amanda Cook）和她在王冠出版集團（Crown）的優秀團隊，他們為了這本書真的可說是全力以赴。我也要謝謝我的編輯查克里・菲利浦（Zachary Phillips），他幫我說出了我想說的話，而且說得更好。非常感謝我的兼職研究助理和全職醫學生法蒂瑪・米爾札（Fatima Mirza），她利用讀書考試和解剖屍體以外的剩餘時間，協助我完成了這本文集。

我也很感激史考特・魯丁（Scott Rudim），是他看見了醫療上的真實情節，甚至能比虛構故事還要震撼人心。若是少了他的遠見，以及強納森・慶恩（Jonathan Chin）、艾力克斯・布雷弗曼（Alex Braverman）、艾莉絲・沃爾許（Alyse Walsh）、光盒出版社（Lightbox）的彼得・摩根（Peter Morgan）

和網飛（Netflix）的凱特・湯森德（Kate Townsend）所發揮的創意，《醫生我到底怎麼了》這一系列文章根本不可能問世。

我所知道的每一件事，幾乎都是從我丈夫傑克那裡學來的。他是一位偉大的作家，同時也是我能想到最棒、最體貼、最深情和最支持對方的伴侶。你和我合作寫出了我所有的最佳作品。我欠你太多了。我的孩子塔普雷（Tarpley）和昂斯（Yonce）一向都是我的靈感來源。我很愛他們的一點就是，在這個我們稱為「長大」的自我創作過程中，他們能夠持續地愛我和支持我。我何其幸運。

但最重要的是，過去這些年來願意和我分享人生故事的這許多位病人，我要向他們表達深深的謝意。他們重現了自己和所愛的人在人生中最艱難的時刻，使旁人得以從他們的經驗中學習。為此，以及更多其他的理由，我要將這本書獻給他們。

醫生我到底怎麼了？

解謎54則匪夷所思的怪症病例，揭開病理邏輯與醫學盲點

DIAGNOSIS: Solving the Most Baffling Medical Mysteries

作者	麗莎・山德斯醫生（Lisa Sanders, M.D.）
翻譯	張雅億
審定	姜冠宇
責任編輯	謝惠怡
封面設計	森田達子
內頁編排	郭家振
發行人	何飛鵬
事業群總經理	李淑霞
副社長	林佳育
副主編	葉承享
出版	城邦文化事業股份有限公司 麥浩斯出版
E-mail	cs@myhomelife.com.tw
地址	104台北市中山區民生東路二段141號6樓
電話	02-2500-7578
發行	英屬蓋曼群島商家庭傳媒股份有限公司城邦分公司
地址	104台北市中山區民生東路二段141號6樓
讀者服務專線	0800-020-299（09:30 ~ 12:00; 13:30 ~ 17:00）
讀者服務傳真	02-2517-0999
讀者服務信箱	Email: csc@cite.com.tw
劃撥帳號	1983-3516
劃撥戶名	英屬蓋曼群島商家庭傳媒股份有限公司城邦分公司
香港發行	城邦（香港）出版集團有限公司
地址	香港灣仔駱克道193號東超商業中心1樓
電話	852-2508-6231
傳真	852-2578-9337
馬新發行	城邦（馬新）出版集團 Cite（M）Sdn. Bhd.
地址	41, Jalan Radin Anum, Bandar Baru Sri Petaling, 57000 Kuala Lumpur, Malaysia.
電話	603-90578822
傳真	603-90576622
總經銷	聯合發行股份有限公司
電話	02-29178022
傳真	02-29156275
定價	新台幣399元／港幣133元
ISBN	978-986-408-593-4

2020年4月初版一刷・Printed In Taiwan

國家圖書館出版品預行編目(CIP)資料

醫生我到底怎麼了？：解謎54則匪夷所思的怪症病例，揭開病理邏輯與醫學盲點 / 麗莎．山德斯 (Lisa Sanders) 作；張雅億翻譯．-- 初版．-- 臺北市：麥浩斯出版：家庭傳媒城邦分公司發行，2020.04
面； 公分
譯 自：Diagnosis : solving the most baffling medical mysteries
ISBN 978-986-408-593-4(平裝)

1. 診斷學 2. 症候學

415.21 109003428

DIAGNOSIS: Solving the Most Baffling Medical Mysteries by Lisa Sanders, M.D.
This translation published by arrangement with Broadway Books, an imprint of Random House, a division of Penguin Random House LLC through Andrew Nurnberg Associates international Ltd.
The columns in this book originally appeared in The New York Times Magazine

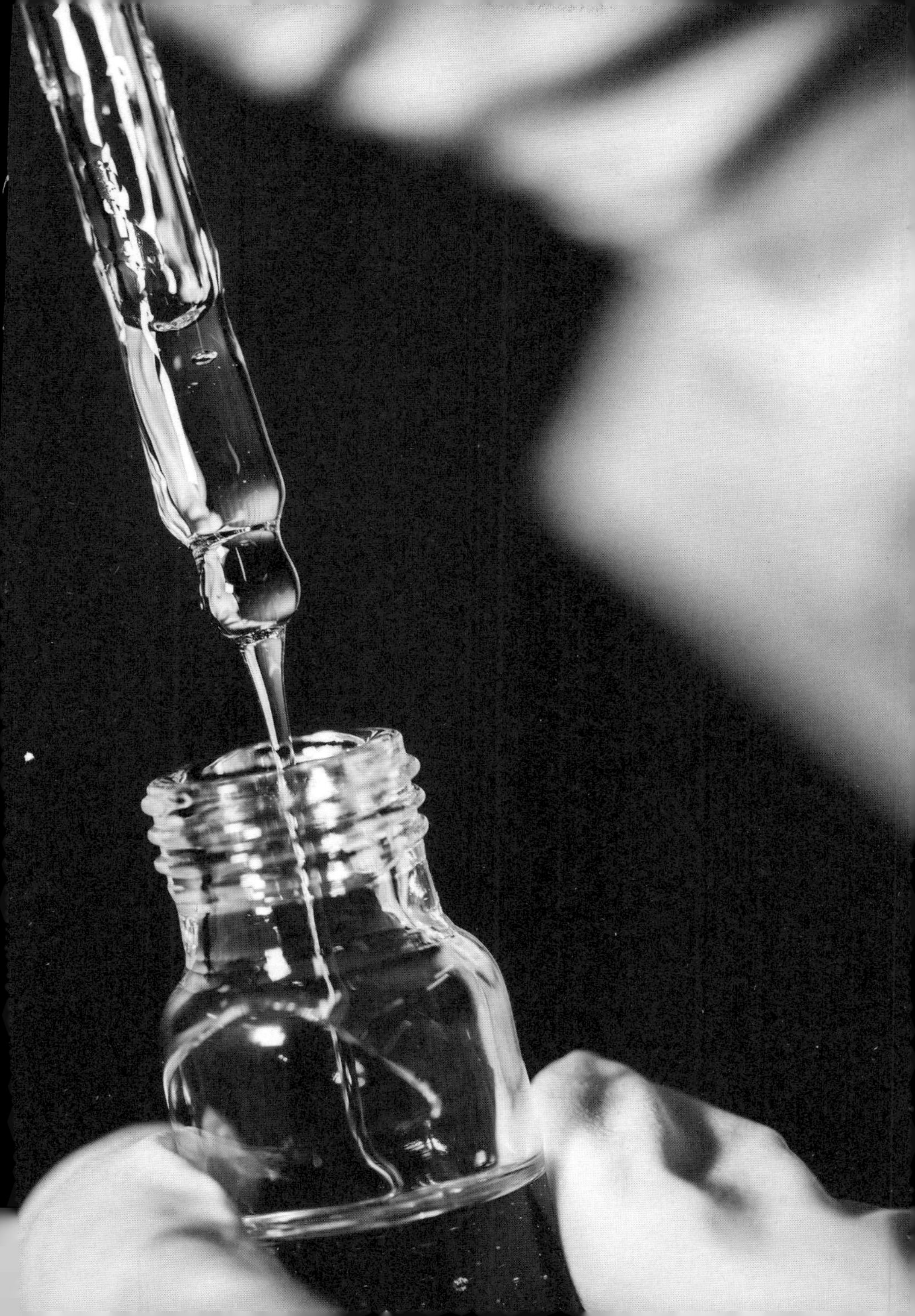

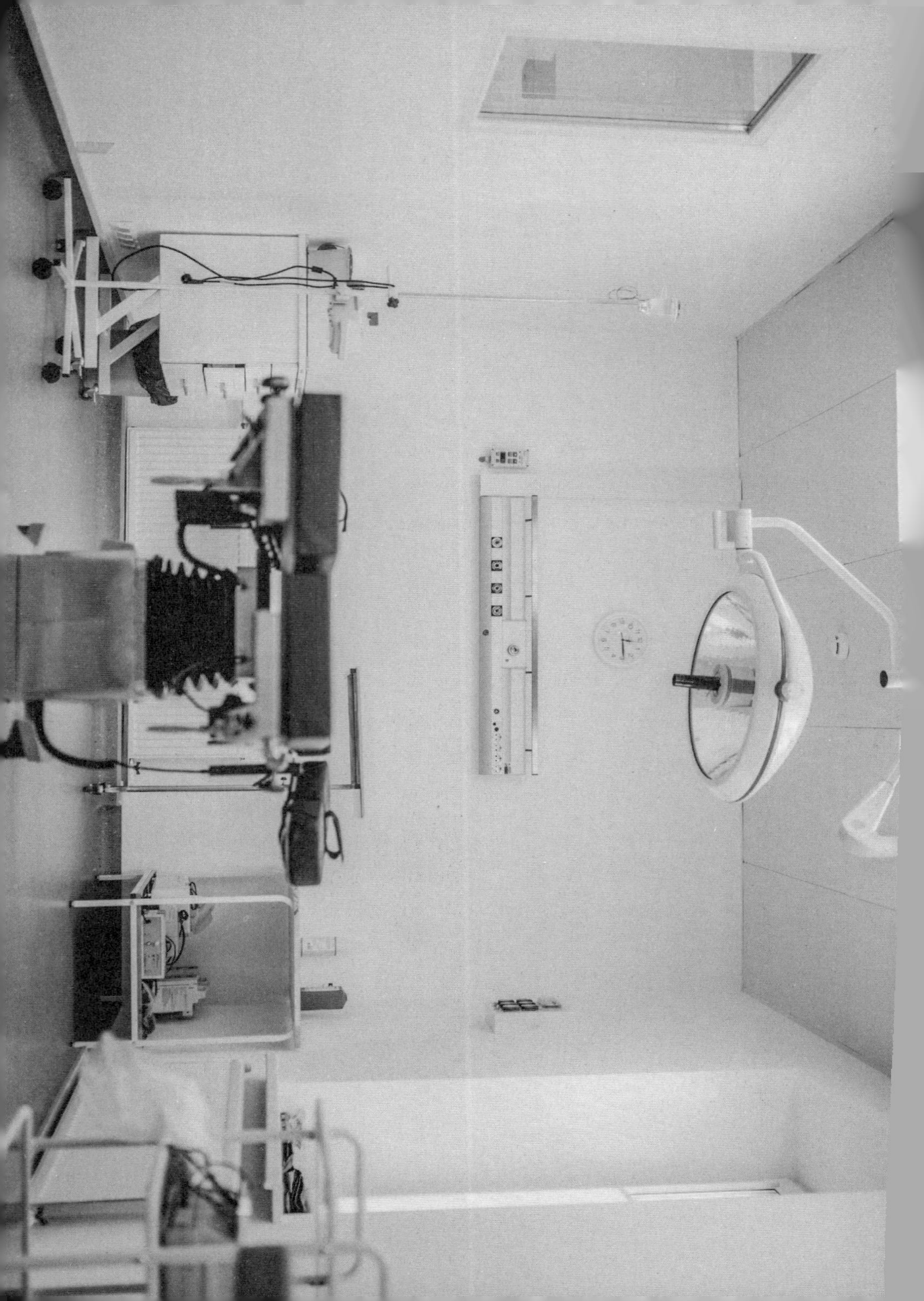